# 中医董博士
# 给中国人的
# 养生指南

董正妮 ◎ 著

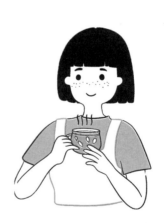

科学技术文献出版社
SCIENTIFIC AND TECHNICAL DOCUMENTATION PRESS
·北京·

**图书在版编目 (CIP) 数据**

中医董博士给中国人的养生指南 / 董正妮著 . — 北京：科学技术文献出版社 , 2021.10（2024.10 重印）

ISBN 978-7-5189-8387-2

Ⅰ . ①中… Ⅱ . ①董… Ⅲ . ①养生（中医）— 基本知识 Ⅳ . ① R212

中国版本图书馆 CIP 数据核字 (2021) 第 188870 号

## 中医董博士给中国人的养生指南

策划编辑：王黛君　责任编辑：王黛君　宋嘉婧　责任校对：张永霞　责任出版：张志平

| | |
|---|---|
| 出 版 者 | 科学技术文献出版社 |
| 地　　址 | 北京市复兴路 15 号　邮编 100038 |
| 编 务 部 | （010）58882938，58882087（传真） |
| 发 行 部 | （010）58882868，58882870（传真） |
| 邮 购 部 | （010）58882873 |
| 官方网址 | www.stdp.com.cn |
| 发 行 者 | 科学技术文献出版社发行　全国各地新华书店经销 |
| 印 刷 者 | 艺堂印刷（天津）有限公司 |
| 版　　次 | 2021 年 10 月第 1 版　2024 年 10 月第 3 次印刷 |
| 开　　本 | 889×1194　1/32 |
| 字　　数 | 116 千 |
| 印　　张 | 7.75 |
| 书　　号 | ISBN 978-7-5189-8387-2 |
| 定　　价 | 59.90 元 |

# 感恩健康

很有缘，您正在看这本书。

现代人，因为压力大，很多人都是亚健康，有些慢性病，久病不治。

在 10 余年的临床工作中，我遇到过很多"疯狂求医"的患者。曾有一对老夫妻从中国最北边的漠河，坐长途火车专门来天津看病；还有人从美国专程飞回来看中医，给他开完中药因不方便带回去，最后只带走了一个药方……

这样的长途颠簸、求医问药，让我们这些医生于心何忍？

在本书中，我科普了很多在日常生活中常见却不被正确认知，甚至被反其道而行之的养生常识；接下来，我分享了很多疾病初期身体发出的"求救信号"，如果我们能重视这些信号，才能及早掐灭疾病的火苗；同时，我还整理了关于抗衰、妇科、养心、美容瘦身，以及常见疾病的调养小妙招——这些小妙招是我行医10余年的经验积累，以及古代大医、当代前辈的经方、验方。这些调养方法不仅有茶方、药方、泡脚方，还有食疗方、外治法等，用量、用法一目了然，方便大家在身体不适时自查自调。

大家如果能掌握这些健康养生知识，平时在家就可以养护自己和家人的身体，既能在疾病萌芽时及时介入，不让小病发展成大病，也能避免身体一有点什么问题就惊慌失措，陷入四处茫然求医问药的境地。

大家要明白，养生不仅仅是简单的通过吃点什么、喝点什么等就能把病彻底治好或益寿延年。养生是多层次的，家庭氛围、人际关系，你的生活、工作、情绪的变化……都会对健康造成影响。

国医大师邓铁涛教授有一句至理名言——"养生先养心，养心先养德"。除了要知道怎么吃、穿、住、行，好心态也能颐养浩然之气。唐代医家孙思邈在《千金要方》中指出："性既自善，内外百病皆不悉生，祸乱灾，亦无由许，此养性之大经也"。唯有勤修德行，才能心平气和，气血通畅。

健康规律的饮食习惯，张弛有度、自由的生活状态，开放、包容的心态，懂得感恩，思想纯正，心神安宁……这些都是最强有力的、毫无副作用的，最能保护我们免疫系统的，也是治疗我们身心疾病的妙药。

身体是极公平的，你懂它、珍惜它、感恩它，养它一分，它就能让你享受到十分的健康、快乐。

张仲景曾说，学习中医知识可以"上以疗君亲之疾，下以救贫贱之厄，中以保身长全，以养其生"，中医为炎黄子孙服务已经数千年，非常有幸我今天能整理出一本养生书籍供大家参考，衷心希望您看完本书可以帮到自己和身边的人。

祝愿大家更好地爱护身体，心身健康，永续幸福人生。

董正妮

2021 年 8 月 26 日于天津

*Part* 1　保全天性，
　　　　顺其自然

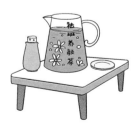

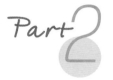

## Part 2  掌握中医的常识，就能少生病

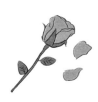

# *Part* 3 学会自我体检，万病早防治

# Part 4 比同龄人 年轻的奥秘

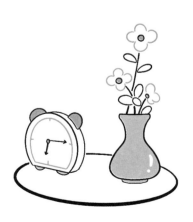

# Part 5 会养生的女人不会老

Part 6 五官保健小妙招

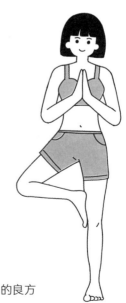

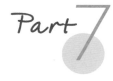 奇穴养生法

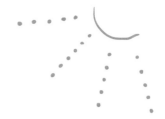

# *Part* 8 人的很多病是被气出来的

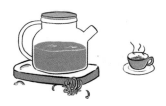

# Part *9* 生活小妙招

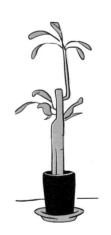

Part 1

保全天性，顺其自然

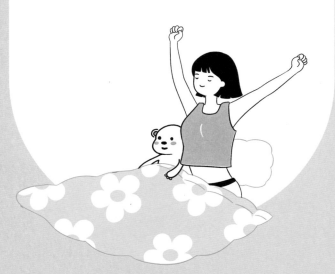

# 谁都会有老的那一天

在没有当医生前，我也是一个非常爱美、爱时尚、爱讲究的女生，没想过我会接触大小便失禁、插着尿管、身上有异味的患者……

可是当我真正接触到这些人，了解到他们的家庭、年轻时候的故事时，我发现他们是最需要被关爱的人。

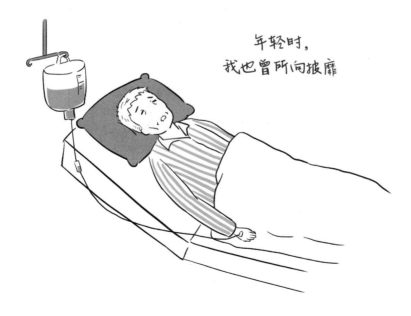

年轻时，
我也曾所向披靡

他们曾经意气风发、有美好的爱情，是家里的顶梁柱，为家人、社会做出奉献，现在他们却生活不能自理……

我曾给这样一位患者会诊，他因为脑梗后遗症导致左侧偏瘫、小便失禁，他沉默寡言，没有精神。我给他扎完针，问他什么他都回答，他说自己年轻时是个军人，兢兢业业，对家庭也非常负责，有两个女儿，把两个女儿带大了，又帮忙把两个女儿的孩子都带大了，现在他老了、病了……他的社会责任和家庭责任都尽到了。

在了解了很多人的故事后，我不再有嫌弃之心，反而觉得比较心疼他们，因为他们曾经也很体面，只是现在更需要被关心。

有位患者家属，四十出头，是个独生子。他父亲是我的患者，患有脑梗死、帕金森病，生活不能自理，他母亲的心脏已经装了三个支架，他还有个叛逆的孩子，一方面老人需要照顾；另一方面孩子也需要教育。

现在四十多岁的人，父母渐渐老了，身体健康状况堪忧，孩子尚未自立，作为一个家庭的砥柱，有太多不易。

我真心希望大家平时能学点养生知识，善待身体，有一个乐观的心态、良好的生活习惯，保证身心健康比什么都重要。

谁没有年轻过，谁不会有老的那一天？

## 夫妻本是同林鸟，
## 一定要善待彼此

在医院工作久了就会发现，陪护的人和患者一般都是夫妻关系。

曾有位肾衰患者的妻子非常让我感动，糖尿病肾衰透析的人非常不好护理，肢体长期溃烂不愈合，气味很大，需要换药，难得的是她始终脾气非常好，很有耐心。

夫妻是相扶到老的人，陪彼此到最后的人，一定要记得善待对方。

# 彼此滋养，是灵魂和身体的养生之路

　　人和人之间真的有一种说不清的神秘物质，有的叫气场，有的叫因缘——与人相处时，有的每天硝烟四起，说不清的无名情绪蔓延，激发的都是自己的坏情绪；而有的沉默不语却全是温暖舒适，气场如水般温柔敦厚。人和人相处，舒服是最重要的。彼此滋养对方，也是灵魂和身体的养生之路。

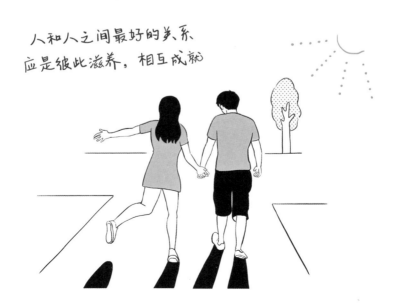

人和人之间最好的关系，
应是彼此滋养，相互成就

# 宁愿不服药，
# 不要乱服药

　　药有自己的偏性，我们可以用这种偏性来纠正身体的偏性。但如果选错了药物，不仅不会纠正身体的偏性，还会助长身体的偏性——增加体内的"毒"。

　　宁愿不服药，不要乱服药。

　　我们择友也是一样，如果与这个人相处助长了我们的缺点，最好适当保持距离或远离，多与善友相处是一剂良药。

# 养生先养心，
# 养心先养德

　　"德者，得也"，利他谓德。和颜悦色、安忍静觉，均谓之德。

　　如果我们拥有智慧，不必鄙视愚笨的人；如果我们拥有年轻貌美，不必轻视年老色衰的人；如果我们财富万贯，不必傲慢。

我们只是暂时拥有这个因缘，缘去境迁。

最高级的养生一定是养心，有一颗纯朴、乐观、智慧、善良的心，才能让全身的内分泌系统和代谢系统都处于和谐的状态，气血才会正常健康地运行——气行则血行，气郁则血逆。

现在人以为"养生"就是单纯地"养身"，其实最早的"养生"是指"养性"，是保全天性、顺其自然的意思。这大概可以解释为什么有些人热衷养生和保健，可偏偏体弱多疾——过分害怕衰老就是衰老的原因。

## 你为什么会抑郁？

给大家讲一个真实的故事，曾经有一个患者向我求助，他在一家西医院被诊断为重度抑郁症，这个患者两个月前来我这里看病，因为睡眠质量差，没精神，经常腰痛，昏沉，无法集中注意力来就诊。我当时诊断他有肝郁现象，但是他执意告诉我他没有什么烦心事，心态挺好的。我也就没有再去深究，没想到两个月后他就被诊断为抑郁症了。

诊断测试上写着一句话："在遇到挫折或心理压力时，便以幼稚的方式来应付，以满足自己的需要和欲望。"他并不是个例，这句话其实在很多人身上都适用。

我们这代人虽然从小开始上学，学的只是专业知识而不是做人的道理，人生观、价值观多以名利为导向，心理承受很大压力，造成我们走上社会后磕磕碰碰，经受很多痛苦和挫折，随着年纪越来越大，我们会越来越固执，越来越自以为是，其实心智还是非常幼稚，表现为驾驭不了情绪，而是被情绪驾驭。

比如，被别人讽刺，看不起，我们会恼羞成怒，是因为我们驾驭不了自己的自卑心，如果自己足够自信，不会在意别人的评价；比如，我们看见某些人得意，心里会不平，那是因为我们驾驭不了自己的嫉妒心，如果足够包容，看到别人过得好，也会开心；比如，我们会瞧不起有些贫贱之人，那是因为我们驾驭不了自己的傲慢心，这个傲慢心一起来，自高自大就来了；再比如，我们羡慕富裕大贵之人，是因为我们驾驭不了自己的贫贱之心，如果内心足够富足，不会羡慕别人。

有个修行人曾说："人若求富，是穷相，不穷何求之有？人若求贵，是贱相，不贱何求之有？根本在于自认为穷贱。"

人到无求品自高。当我们因为某件事情而低落、苦恼、抑郁、着急，那是因为这件事牵动了我们心里的某个负面情绪，驾驭了我们，所以归根结底，不是因为这件事情让我们抑郁，根源在于心里这个负面情绪刚好与这件事"一拍即合"，有处安放。

但愿我们都能学会直面这种负面情绪，驾驭它，不管是紧张、在意、兴奋、受宠若惊，我们都能驾驭它，这样我们就成长了，越来越坦然、善良、平和、愉悦，并能感染他人。

经常这样想，会帮助我们得到身心的安稳。

Part 2

掌握中医的常识,
就能少生病

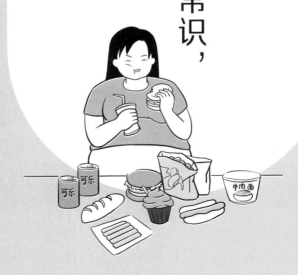

# 中医是如何看病的？

中医是一套非常完整的医学理论体系，将人体看作是以"五脏"为中心的整体。什么意思？就是咱们全身任何一个地方均与五脏相关联，所以全身疾病都可以通过调五脏来恢复健康。

心、肺、脾、肝、肾称为五脏，五脏具有化生和贮藏精气的共同生理功能，同时又与躯体官窍有着特殊的联系。

头发、耳、骨骼、大脑、生殖器官，与肾关联；白发、脱发、耳聋、耳鸣、骨质疏松、小脑萎缩、记忆力减退、生殖系统等疾病的治疗要从肾入手。

口、唇、肌肉，与脾相关；唇炎、肌肉萎缩、重症肌无力等疾病的治疗要以调脾胃为主。

鼻、皮肤，与肺相关；呼吸系统疾病、皮肤病等的治疗要配合宣肺气。

眼睛、筋腱、指甲，与肝相关；眼部疾病，筋腱疾病，指甲不健康等疾病，都需要调肝。

舌、血脉、心理活动，与心相关；相关疾病需要调心。

总之，在中医看来，人得病，往往并不是局部的问题，而需要整体调理，让内环境、五脏六腑处于一个正常运行水平，身体其他部分自然会恢复健康。

## 为什么患者生的病
## 跟书上写的不一样？

我们诊室一个可爱的本科实习生曾和我说："为什么患者都不按照书上写的证型来生病，真气人。"

我听了哭笑不得，但这就是中医的难点，人体是个复杂的整体，气血津液、寒热温凉、五脏六腑、七情六欲，各有差别，没有人是完全一样的，但这也是中医的魅力所在，当你入门之后，会觉得越来越有意思！

## 喝水要讲究

你身边有没有这样的人？他们钟爱养生，喝各种名贵的茶。这样不是不好，只是喝茶、喝水需要有一定讲究。

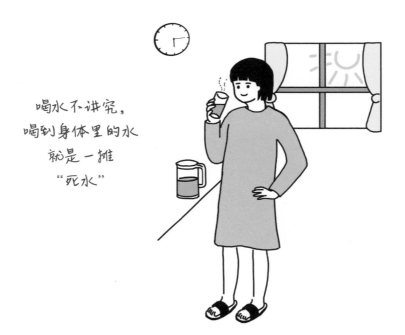

喝水不讲究，
喝到身体里的水
就是一摊
"死水"

　　水是寒物，我们体内的气、血、水需要运行起来才能发挥它的生理功能，不然就是一摊死水、脏水、沼泽。爱好运动的人，我建议在运动前就保证体内有足够的水分。运动过后如果喝大量的水，再往沙发上一躺，这并不是一个好习惯。

　　怎样喝水？首先最好是喝热水。其次爱好喝茶、喝水的人一定要注意运动，让水液得以运行，如果成天坐在办公室没有一点运动，还是不要喝大量的生茶为好。我接触过很多这样的人，喝着上好的茶，体内却有重重的痰湿。当然，体内有痰湿不仅仅是茶水的原因，跟饮茶人喜欢长期待在空调房、体力劳动少、出汗少、熬夜等都有关系，是一个综合的因素。

　　如果爱喝茶，但是又害怕茶叶的寒凉伤胃，可以试试烤茶，在江苏一带，很多人尝试后都感受到了烤茶对身心的益处。

　　烤茶去除了茶叶的寒凉之性，最大程度挖掘出了茶叶的营养，喝起来清苦提神、香甜圆润、性柔味长，使脏腑气血和心境多层面舒展和融通，尤为难得，对身心健康很有帮助。

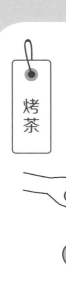

**材料工具**

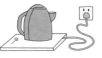

电陶炉　　　　　　烤茶罐　　　　山泉水1桶　茶叶6～8克

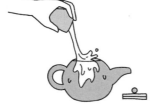

**做 法**

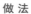

**1 新罐：** 新买的烤茶罐倒入淘米水煮沸晾干待用。

**2 热罐：** 将罐放在电陶炉上，用中等火力加热罐底和罐身，可将手指放入罐内（接近底部区域）试探温度，以干燥、热而不烫为佳。

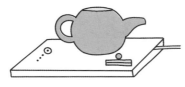

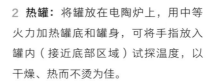

**3 投茶、烤茶：** 将提前准备好的茶叶迅速放入罐中，同时均匀抖动烤茶罐（上下、左右转圈等）。抖茶流程约分三次连续进行，第一次抖茶至罐体温度下降，此时放在电陶炉上加热底部几秒钟后迅速拿下来再抖动。观察罐内茶叶，以烤熟而不焦为佳。

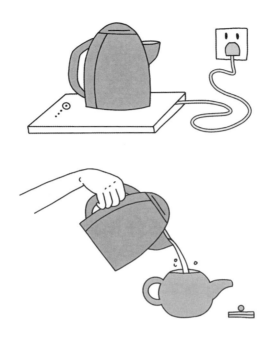

4 **注水泡茶：** 倒入事先烧好的开水（以山泉水为好），注意水量在罐脖处即可。用茶夹（勺子）等工具将沸起的茶叶按压下去，然后把茶水倒入公道杯。

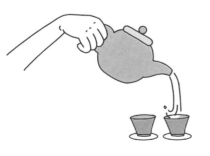

5 头几次煮茶，水开即出汤，后几次可根据情况煮沸后将罐移到火力边缘继续慢沸一段时间。

# 你的钱不是大风刮来的，
# 但病可能是

阴阳相移，寒暑更作。不同的时节，有相应的气作为主角出现。这种正常的气候变化，是万物生长的条件，对人体是无害的。

虽然一年四季都有风，但在中医看来，风为木气，与肝胆之气相通，带着一种生长、舒发、运动的性质。所以，风就自然而然成了春季的主气，是唱头牌的角儿。

但如果气候变化异常，或是人体自身的变化适应能力有所欠缺，超出了人体可控的范围，就会使人出现各种各样的病症，此时的"六气"也就变成了"六淫"，或者叫"外邪"。这个时候的风，也就不是什么正经风了，我们管它叫"风邪"。

中医认为，春天生的很多疾病都跟风邪脱不了干系，比如，感冒、皮疹、风湿、过敏性疾病，以及中风、癫痫、儿童多动症等。《素问·上古天真论》说"虚邪贼风，避之有时"，可到底该怎么躲避这些不好的风，才是万全之策呢？

具体来说，可以分为两方面：

　　一方面，要提高身体的防御能力，打造一个正气满满的身体，使之百邪难侵。我们形容一个人体质差、不扛病，就会说人家"弱不禁风"，实际上就是说他正气不足，身体虚弱，难以抵挡风邪。我们身体的正气，是由脾胃运化水谷精微和肺吸入的自然清气化生而来。而提升一身的正气，主要就是调整好肺和脾胃的功能，同时减少对身体的损耗。

　　另一方面，我们明白了风邪的性质后，要对"虚邪贼风"有所提防，正如《灵枢·九宫八风》里所说："圣人避风，如避矢石焉"，像躲避箭矢和礌石一样。就拿多风的春天来说，天气一天比一天暖和，很多人早早就卸去了防御的外层盔甲——脱掉了厚衣服，换上了夏天的衣服，但也就是在此时，容易被风邪入侵，从而生病。

　　人体有很多以"风"来命名的穴位，比如，脑袋后面的风池、风府，后脖颈子上的风门，大腿外侧的风市等。这些穴位对于治疗因风而起的病症有特别好的效果，我们在平时没事揉揉风池和风府，揉到有酸胀微热感，就可以提升身体抗风能力。但反过来说，它们也特别容易"引风入室"，成为风邪进入身体的入口。同时，像肘膝、肚脐、后腰、脚踝这些皮肤和脂肪相对薄弱，又分布了诸多重要穴位的地方，把它们保护好了，捂严实了，更是不言自明的事情。

有的人觉得吹吹风没什么大不了，可别忘了风邪还会带着其他乱七八糟的病邪打开你的毛孔腠理进入身体。躲避风邪的第一件事，就是把春捂这项工作给做好了，该捂的地方捂严实了，尤其是上面说到的部位。还有一个不能不提的，就是很多人对于

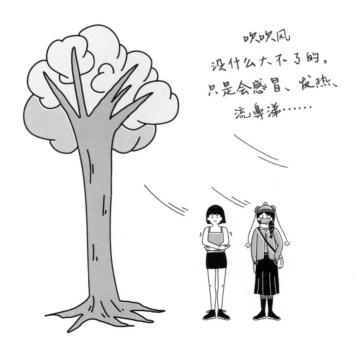

吹吹风没什么大不了的，只是会感冒、发热、流鼻涕……

引起舒适感的"虚邪贼风"疏于防范，比如，空调、风扇、穿堂风等。

在春天，戴个帽子、口罩，围个围巾，把背心塞到秋裤里，秋裤塞到袜子里……；到了夏天，一定不要直吹空调或风扇，也不要在穿得很少的情况下从室外直接进到冰凉的空调房里。

一旦受风了，尤其是后脖颈吹着了，感觉发酸发硬不舒服的时候，及时艾灸一下大椎或用热敷贴贴一阵，也能起到一定的缓解作用。

## 你敢学西方人从来不坐月子，生完孩子就喝凉水吗？

很多人说，西方人从来不坐月子，生完孩子就喝凉水。

其实这种说法非常片面。我接触过很多国外的患者，也接诊过很多移民国外的中国人，首先我想说，西方人的体质和中国人有很大的区别，他们体内往往比较热，体形也比较壮实，而中国人体内阳气不足的多。

所以，很多在国外生活的人按照西方人的习惯，模仿西方人生完孩子就喝凉水，回国来看中医发现很多问题，比如气色差、精神萎靡、乏力、关节疼痛等，这些人往往体内痰瘀互阻。

曾经有一对 60 多岁的夫妻来找我，他们的儿子和媳妇很早就移民澳洲，他们也在澳洲生活了很长时间，一直采用外国人的生活方式，现在身体不好了，失调得很严重，回来找中医调理。

我给他们调理了一段时间，体质已经有了很大改善。

老祖宗留下来的生活常识自有它深刻的道理，更别说坐月子，生完孩子是一个女人极虚的时候，也是调理的最佳时期，调理得好，不仅不会变老，反而会越来越精神。如果我们学西方人生完孩子就喝凉水，那我只能说：且行且珍惜。

# 中医怎么看献血？

科学地献血是好事，不会影响身体健康。中医认为，血跟气是相互依存的——"气无血不存，血无气不行"。

气要流转，血液也要吐故纳新。健康成年人的身体对血量的调解机制是健全的，并且适量地献血有益于刺激骨髓的造血机能，不会产生气血虚、伤元气的情况。现在也提倡科学献血，有想法的朋友可以献，是为社会做贡献的好事。

但如果献血后身体有一定的不适感，建议大家找中医开一些中药进行调理。

# 医生，我平常
# 多吃什么比较好？

我在临床经常会碰到患者问这样的问题："医生，您说我平常多吃点什么比较补身体？"

每当我听到这样的问题都在想，如果真的平常多吃点什么就能身体好，那大家就都不用愁了……现在这个社会的人都不缺吃的，什么营养品、补品都有能力去买，但大家的身体真的变好了吗？

我给大家介绍两个关于吃的误区。

## 饮食误区一：饮食单一

这是最常见的误区。如果某位专家说某种食品特别好，大家都吃这种食品，譬如前几年风靡全国的绿豆，就是饮食单一。把绿豆提到一个特别的高度，这是不合适的。其实我们很早就知道，体质寒凉的人应该少吃绿豆，但夏天天气热，身体壮的人可以适量食用一些。

还有很多其他的实例，如萝卜，有的人天天吃萝卜。萝卜

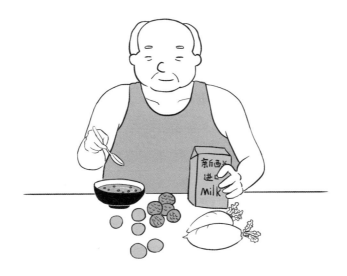

别以为天天吃好的是对身体好，
有可能吃出大"麻烦"

确实是好东西，但我们把它捧上天，包装得都是光环就又过了。如果这个人本来就容易腹泻，肠胃不好，又有溃疡病，你还天天让他吃萝卜，他受得了吗？即使萝卜再好，天天生吃萝卜也不健康。

**饮食误区二：挑营养丰富的**

现在有很多人喜欢吃高能量、高营养的东西。前段时间一个老大爷来就诊，这个大爷脑梗死、关节疼，他老伴对我讲，他们的两个闺女特别疼爸爸，常年给爸爸喝新西兰进口牛奶，买美国进口补品，什么好的都留给老爷子。老太太一般不吃这些，但是老太太身体反而很好，老爷子身体却不太好。所以，不要过分追求营养品。

最好的食物就是当地应季出的农作物。一方水土养育一方人，当地的人和植物是同气相求的。打个很简单的比方，西北干燥之地，人们往往阴虚，而道地的滋阴药材就生长在西北，如百合、枸杞等，因为这些植物为了适应这种干燥之气，体内已经有了抗干燥能力，也就是滋阴效果。像南方湿气比较大，所以南方出产道地的祛湿药材，如广藿香、佩兰等。

所以，当地人就吃当地食物，不要把吃东西看得那么复杂，当地应季的水果蔬菜就是最好的补品，也不需要去特别追求外地的稀罕食物，偶尔尝鲜可以，但没有必要执着物以稀为贵。

# 便秘，为什么很多人
# 越"通"越堵？

　　我的一个朋友，近期深受便秘困扰，问我怎么办。

　　我一直觉得便秘是一个比较容易解决的问题，现在却被弄得复杂，很多人用通便茶、排毒茶、酵素……，到后来却越"通"越堵，到底怎么回事？

　　便秘是一种胃肠蠕动功能紊乱的现象，粪便停留在大肠会不停地吸收毒素和水分，并随着血液重新进入体内循环。偶尔便秘只是腹胀或不舒服而已，长期的便秘则会引起疲劳、头昏目眩或失眠、头沉、头痛、肩膀酸痛、容易烦躁、食欲差等症状，对脑及其他脏器均有不良的影响。对患有高血压、冠心病、脑动脉硬化等老年病的人，用力排便甚至会造成脑出血或心肌梗死。

　　我国成人慢性便秘患病率为 4% ~ 6%，并随年龄增长而升高，60 岁以上人群慢性便秘患病率高达 22.5%，很多人常年服用药物或使用开塞露通便。市场上的清肠药各式各样、五花八门，甚至有人长期服用比较猛烈的泻药，造成了大肠的黑变病。

如何应对便秘呢?

通便和其他疾病的治疗一样,首先,我们要规律作息,定时排便。最好养成每日一次的定时排便习惯(不管有没有便意)。

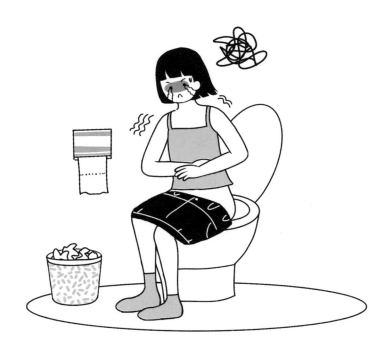

别小看便秘,
严重时会引起早衰,甚至患癌

其次，平衡饮食，适量摄入纤维素，加强运动。如果通过自己调节无法解决，可以选择针灸和中药。有很多通便穴位，如足三里、上巨虚、下巨虚、支沟穴等，大家可以试试自己按摩。

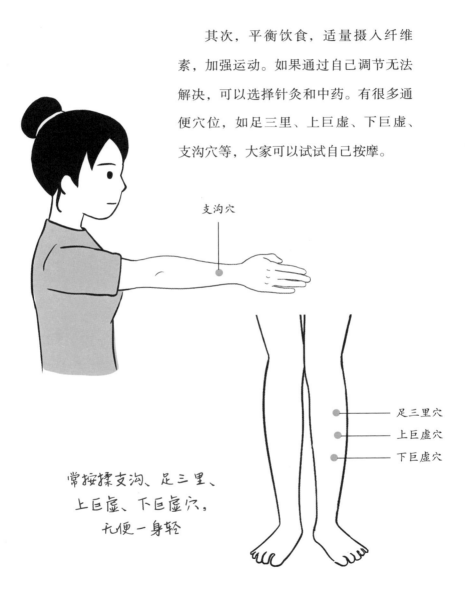

支沟穴

足三里穴

上巨虚穴

下巨虚穴

常按揉支沟、足三里、
上巨虚、下巨虚穴，
无便一身轻

一般减肥茶里很喜欢用芦荟、大黄粉、番泻叶，但这恰恰是我很少给患者用的通便药。因为这些药非常寒凉，容易损伤脾胃，若长期服用，肠的正常排便功能便会受到损害，以至于离开了药物，肠道几乎都不能再主动蠕动。尤其是一些中老年人长期服用含有这些成分的中成药，会对它们产生依赖性，而且越用剂量越大。

对于便秘的药物治疗，一定要辨证施治，有很多非常好的中药，如白术，健脾补气又通便；牛膝，活血通便；桃仁，润肠通便；桔梗，宣肺通便；枳壳，行气通便……

归根结底，如果便秘不严重，自己就能通过调节生活习惯来解决；如果比较严重了，就去医院查明原因，针对病因治疗。对于非器质性病变的便秘找医生辨证开药，不要瞎买药吃，不然会越吃越严重。

# 补肾，确切的说法
# 应该是"养肾"

之前我给一个公司的高管讲养生课，课后大家也私底下咨询我，吃什么能补肾？

清代中医大家郑树珏讲过，如果妄图通过药物或食物来补肾壮精也只能平衡一下阴阳，先天之精则是难补益的。所以，更确切的说法应该是"养肾"。

造成肾虚的后天原因主要是熬夜和房事不节，所以健康规律的生活习惯很重要。现在很多人都想着能吃点什么壮阳，然后再去纵欲，这是不太现实的。"肾"是以收藏为养的。

我举个常见病例——糖尿病。我们都知道糖尿病常见临床辨证属于肾阴虚，肾阴虚怎么来的？是肾精不足，阴物质缺乏之后就阴不制阳，阴虚火旺，表现为口渴多饮，总想吃东西，总觉得饿。

　　有个流行说法是吃海鲜能补肾，作为一个中医，我不认同这种说法。海鲜产于海水中，属于阴寒之物，非常伤脾胃，容易产生湿气，造成代谢障碍。脾胃不好的人吃海鲜还容易引发胃胀、过敏、高尿酸……

　　西方人的体内阳气比较充沛，肠胃结构跟我们不一样，吃海鲜还好，我们中国人还是算了吧。

　　我给大家推荐几个"养肾"最靠谱的方法：

　　第一个，珍惜精气，节戒色欲

　　精是人体赖以生存的高级精微物质，精充则体健寿长，精耗则体衰而不能尽其天年。我国最早的医学典籍《黄帝内经》曾指出"醉以入房"的弊端。

　　第二个，午间散步，采阳养生法

　　在天气晴朗、阳光灿烂的日子，午饭后在室外悠闲散步15 ～ 30分钟，尤其在阳光充沛的夏日，后背有"阳脉之海"督脉，让背部充足地晒太阳，可以很好地补充阳气。

　　人随着年龄增长，身体阳气渐趋不足，容易出现阳气虚弱之相，表现为怕冷、面色苍白、气短乏力、容易疲劳、精神萎靡不振、腰膝酸软冷痛、小便频多清长、夜尿多等。

有这些症状的人，都可尝试此法。此外，这个方法还适合一些经常无精打采、爱打瞌睡，总感到精力不济的年轻人。

第三个，选取上品药材养肾

历代养生书籍中，都记载了丰富的药物养生方法，其中大部分药物与养肾相关。

最好选择那些药性平和的，以食疗为主，比如，枸杞、何首乌、杜仲、肉苁蓉、灵芝、桑葚子、蜂王浆、女贞子、山萸肉等。

这些药物适量服用，有一定的养精保肾效果。

# 养气就是养命

中医常说"气"，气虚和气足之人完全不一样，见表1。

**表1　气虚之人的表现**

| 序号 | 表现 |
|:---:|:---:|
| 1 | 一般脸色没有光泽，体力差 |
| 2 | 少言懒语，容易神疲乏力 |
| 3 | 怕冷、怕风，容易感冒 |
| 4 | 吃东西容易腹胀 |
| 5 | 大便不成形 |

 ## 气虚之人的保养方

### 气虚之人经典养胃方：黄芪大枣茶

**配方：**

黄芪5克
陈皮5克
去核大枣1枚

**用法：**

将上述药材煮水代茶饮，
一日一次。

## 气虚之人经典除湿方：三仁汤

**配方：**

杏仁 5 克
白蔻仁 5 克
薏苡仁 5 克

**用法：**

加水约 500 毫升，煎煮 15～20 分钟，将煎好的茶饮静置至不冷不热（约 35℃）的时候饮用，每次服用 150 毫升，一天两次，服用一周左右。

## 气虚之人经典补脾方：补气除湿汤

**配方：**

山药 10 克
薏苡仁 6 克
芡实 6 克

**用法：**

加水约 600 毫升，煎煮 15～20 分钟，将煎好的茶饮静置至不冷不热（约 35℃）的时候饮用，每次服用 150 毫升，一天两次，服用一周左右。

## 气虚之人经典运脾方：平胃散

**配方：**

苍术 9 克
厚朴 6 克
陈皮 9 克
甘草 3 克

**用法：**

加水约 500 毫升，煎煮 15～20 分钟，将煎好的茶饮静置至不冷不热（约 35℃）的时候饮用，每次服用 150 毫升，一天两次，服用一周左右。

# 会养血的人不易老

前面讲了"气"，现在讲"血"。"气"和"血"不一样，"气"负责让我们的脸上有光泽，"血"负责让我们面色红润。

现在血虚的人特别多，尤其是女性。同时，多言耗气，气虚也会导致血虚。血虚的原因和表现见表 2 和表 3。

**表 2　血虚的原因**

| 序号 | 原因 |
| --- | --- |
| 1 | 吃得过饱 |
| 2 | 过度思虑 |
| 3 | 女性失血机会多 |
| 4 | 熬夜 |

**表 3　血虚之人的表现**

| 序号 | 表现 |
| --- | --- |
| 1 | 头晕 |
| 2 | 记忆力不好、多梦、失眠 |
| 3 | 容易疲劳 |
| 4 | 抗寒、抗热能力差 |

## 血虚之人的保养方

### 当归养血鸡汤

**配方：**

黄芪 30 克
当归 6 克
鸡半只

**用法：**

1. 将黄芪、当归、鸡洗净备用。
2. 先用当归和黄芪煮水，连续煮 3 次，第一次 40 分钟，后面两次 30 分钟，最后连渣一起倒入锅内，加鸡一起炖至肉烂。
3. 放少量盐调味，起锅喝汤。最后炖出来的汤都是很甜的，因为黄芪是甜味的。

### 补血名方四物汤

**配方：**

熟地黄 12 克
白芍药 9 克
当归 9 克
川芎 6 克

**用法：**

将上述药材加水煎服，煎好的汤药分 2 次服用，早晚各一次。

**注意：**

本方孕妇慎用，经期勿服，肠胃功能较差者应先调理好肠胃功能再服。

本方有补血活血的功效，主治营血虚滞、心悸失眠、头晕眼花、面色无华，有这些症状的人都可以服用此方调理。

中药里有一味补血猛将熟地黄，是补肾中精血之最，可以预防白发、健忘、齿松。

我们在选用熟地黄时，最好选野生九蒸九制的熟地黄，食用时以色黑油亮者为佳。

### 野生九蒸九制熟地黄

| 配方： | 用法： |
| --- | --- |
| 每 30 克熟地黄配 6 克砂仁 | 单用过于滋腻，可配伍少量砂仁帮助吸收或蜜炼成丸。每日两次，一次 9 克。 |

有人问，为什么不选大枣呢？大枣也补血呀！

大枣主入脾胃经，而因心事过度耗血的人需要补的是肾内精血。在中医看来，肾主脑髓，所以吃熟地黄是最适合的。

关于用脑过度导致的精血耗散，除了服用中药，其实最主要的还是让大脑安静下来。比如，充足的睡眠就是养脑补血的法宝。

　　但有些人长期饱受失眠困扰，可以辨证使用一些方子，也可以试试能让心安静下来的方法，比如说中国传统养生健身法——打坐。类似的方法很多，大家可以找一个适合自己的。

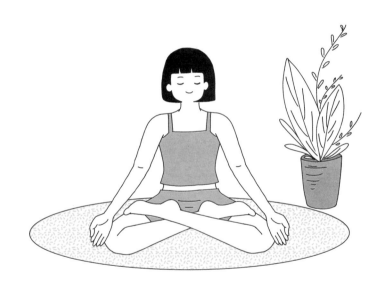

学会打坐，
还自己好心情和好睡眠

# 怎么好好养肝?

## 肝有问题,脾胃肾都会有问题

肝脏被称为将军之官,对人体的新陈代谢起着非常重要的作用。如果肝气郁结,脾胃肾也会出现问题。

如果你经常感到口干、口苦、脸红、眼干,并且精神状态不太好,睡眠质量差,还经常容易生气,那么很有可能就是肝火大。尤其是更年期的女性经常会出现潮热盗汗、心烦失眠等症状,这些与肝气不舒关系十分密切,应该及时疏肝理气,调整精神。

怎么办呢?有以下几个建议:

第一,多喝水,促进新陈代谢;少穿紧身衣,多穿宽松舒适的衣服,有利于气血的流通和肝气的疏发。

第二,调节好自己的情绪,可以多听听音乐、看看书,保持一个良好的心态;多跟大自然接触,放松神经。如果已经出现身体上的不适——胸腹的胀闷、月经不调、心烦失眠、口苦咽干,等等,可以搭配泡一些代茶饮喝,比如,当归、白芍、

放松下来，
才发现生活中还有
那么多美好可以期待

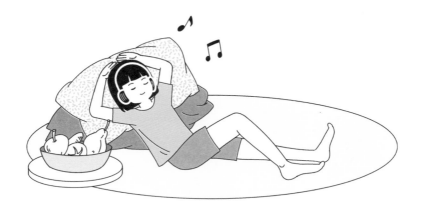

茯苓、薄荷等。嫌麻烦的话也可以服用舒肝颗粒，它可以疏肝理气、散郁调经，对黄褐斑、更年期潮热、失眠有一定的帮助，并且对焦虑抑郁情绪也有很好的缓解作用。

第三，避免熬夜，养好肝血，按时作息，最好晚上十一点之前就能入睡。

第四，多吃一些降火的水果，比如，西红柿、黄瓜、梨、苹果等。

## 平时吃什么可以养肝？

· · · · · · · · · · · · · · · ·

熬夜、喝酒都是非常伤肝的，不仅会造成我们的免疫力下降，内分泌紊乱，还会让我们浑身乏力，精神不振。

那我们平常可以吃些什么来养肝呢？见表4。

**表4    养肝的食物**

| 食物 | 用法 |
| --- | --- |
| 枸杞 | 将5克干枸杞洗净后用温水泡水喝，每日约150毫升即可。或者每日嚼枸杞3～5粒。它可以滋阴养肝，改善肝脏功能。 |
| 蒲公英 | 取5克蒲公英用开水冲泡3～5分钟，每日约150毫升，喝一周左右即可。它可以保肝利尿，清除肝胆湿热。 |
| 葛根 | 取10克葛根用开水冲泡3～5分钟，每日约150毫升，喝一周左右即可。它可以防止脂肪在肝脏中堆积，祛痰止咳。 |

同时，也要适当吃一些蔬菜，比如红薯，可以预防脂肪肝；卷心菜，能够促进新陈代谢，帮助肝脏排毒；西红柿，能够帮助肝脏恢复受损细胞。

**注意：**不管什么食物，都不能过分过量食用，适量即可。

# 很多人肥胖，除了遗传，
# 70% 是情绪导致的

　　我曾与一个老主任聊天，聊到"肥胖"，他认为肥胖除了遗传，70% 是情绪导致的。我也认同这种观念，因为临床所见抑郁导致肥胖的患者特别多。

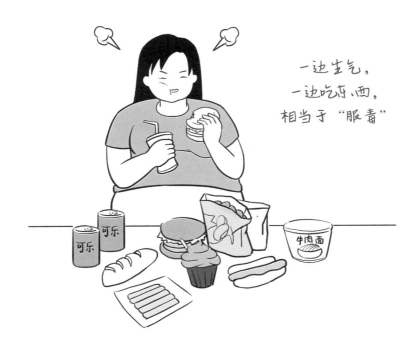

一边生气，
一边吃东西，
相当于"服毒"

　　有些人管理不好自己的情绪，暴饮暴食，性情懒惰，不爱运动，对生活失去管理，任由发展。前段时间有个肥胖患者说她宁愿去做全麻手术吸脂也不愿意主动运动消脂，因为她觉得累。

　　还有一个 20 多岁的小伙子，说："医生，我不想动，我也比较爱吃东西，不想节食，而且喜欢熬夜打游戏，还有没有什么办法能让我瘦？"

　　这些人往往没有基本的医学常识，认为减重是一个简单的行为。其实身材与整个身体状况都是相关的，只有整体状况运行协调，身体才能恢复到健康体形。

## 什么样的运动
## 符合天时、地利、人和？

　　做运动，最好找合适的时间，合适的天气，合适的地点。我们可以到风景优美的室外，保持心情放松愉快，抑或找一个伙伴，此时内分泌系统调和，气血在正轨上待命，这才是天时、地利、人和——此时做运动就相当于在做治疗。

关于锻炼时间，就四季而言，中医主张春夏活动量要比秋冬活动量大，因为春夏养阳，适当出汗可以祛湿；秋冬需要养阴，大量出汗会耗伤阴血。

一天之中，主张晨练，而不推荐夜跑。因为早晨是阳气升发的时候，此时运动可以帮助身体生阳，保持身体的活力；夜晚是阳气收敛的时候，我们需要安静休息，这时候再夜跑或剧烈锻炼会迫使阳气外浮，耗散阳气。

# 中医放血疗法，
# 用对了效果非常好

很多人不了解中医放血疗法，比如说有人突发中风，这个时候他的舌底下会有非常瘀黑的两条静脉，马上去点刺它放血，中风的现象可以立刻缓解。

　　还有在肺热咳嗽的时候，点刺曲池穴放血可以清肺热。

　　另外，如果有人急性腰痛和腰扭伤，那么他们膝盖后面腘窝的委中穴会出现明显的、迂曲的血管静脉曲张。这时候我们找到这个血管，然后点刺放血，也能够快速缓解腰痛的症状。

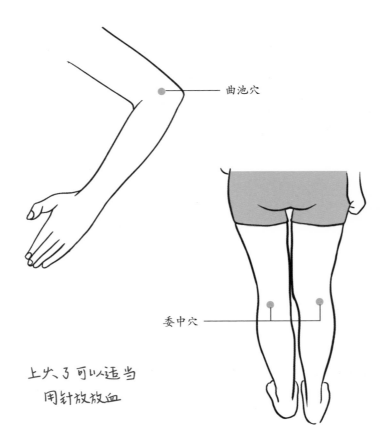

曲池穴

委中穴

上火了可以适当
用针放放血

# 中医和西医
# 有什么不同？

### 1. 起源不同

西医和中医是两个不同的医学体系，分别依附西方科学体系和东方文明，文化是它们的载体。

中国文化遵阴阳，强调"天人合一"，重视对生命的思考，对人和人之间、人和自然界之间、人的精神和肉体之间都有深刻的思考。

西方文化强调事物绝对对立。西方医学建立在抽象逻辑思维模型上，先提出假说，通过反复实验论证得出结论，并且结论具有可重复性。

### 2. 思维方式不同

中医是把人看成一个整体，以五脏为中心，身体的每个部分与五脏都是关联的。中医强调的是整体。西医不一样，它重视整体中的局部，从人体—器官—组织—细胞—分子—原子逐渐细分。

### 3. 诊疗模式不同

中医讲究整体观念，通过望、闻、问、切四诊，合参辨证施治。中医认为，人是一个有机的生命体，有固有的自主调控能力，而这种自主调控能力是由其平衡状态决定的。因此，中医治疗是系统治疗，目的是恢复人体平衡状态。

西医通过采集病人症状病史，结合视、触、叩、听四诊体征，以及各项辅助检查，进行确诊治疗。临床常分系统进行诊治。

### 4. 病因之别

中医病因分为四类：

外感病因，包括六淫（风、寒、暑、湿、燥、火）和疬气（致疫病的恶气）等。

内伤病因，包括七情（喜、怒、忧、思、悲、恐、惊）、饮食失宜、劳逸失度等。

继发病因，包括痰饮、瘀血、结石等。

其他病因，包括外伤、寄生虫、胎传、诸毒等。

西医主要从病原微生物、化学环境变化、饮食生活习惯、人体解剖生理变化寻找病因。

### 5. 治疗之别

中医的治疗手段包括药物疗法和非药物疗法。药物疗法分为汗、消、和、下、吐、温、清、补八法，又有内服和外用之分；非药物疗法很多，包括针灸、推拿按摩、食疗等。

西医治疗分为一般治疗、药物治疗和非药物治疗。

一般治疗：吸氧、心电监护、体位变化、饮食调理。

药物治疗：针对病因治疗，病理生理治疗，对症治疗。

非药物治疗：外科手术、介入治疗、放射疗法、呼吸机、血液净化、人工心肺机等治疗。

### 6. 药物之别

中药有四气五味，四气是指温、热、寒、凉四性，通过药物作用于机体所发生的反应概括出来的，是与所治疾病的寒热性质相对应的；五味是指辛、甘（淡）、酸（涩）、苦、咸。根据药物四气五味属性，归经浮沉，确立药物功能。

如温热药材一般都具有温里散寒、补火助阳、温经通络的功效，适用于寒性病证等；寒凉药材多具有清热泻火、利尿通便、化痰开窍的作用，适用于热性病证。

西药是运用现代科技将化学分子合成药物。特点是纯度较高，靶向性强，治疗精准，副作用较多。

### 7. 预防之别

中医历来注重预防，《黄帝内经》中记载的"圣人不治已病治未病，不治已乱治未乱"，提出了"治未病"的思想。

预防，对于健康的人来说，可增强体质，防止疾病的发生；对于病者而言，可防止疾病的发展与传变。中医遵循未病先防，已病防变的原则。

西医提出三级预防策略，即病因学预防、发病学预防、临床预防，并将其贯穿在医学实践的始终。西医的第一级预防是针对致病因素对环境和机体采取的预防措施，这和中医"未病先防"基本一致；西医的第二级预防即是"三早"——早发现、早诊断、早治疗；西医的第三级预防指的是对已患某些病的患者，及时治疗，防止恶化。

尽管中医西医差别比较大，但中医、西医还是可以互补的。比如当胃部胀满，西医 CT 看有很多水，蠕动减慢，西医叫胃瘫，中医这时候会用理气降逆的方法来解决这个问题，这一点就是形态西医与思维性的中医互补。

# 为什么现在很多人
# 爱吃重口味的东西？

从中医角度来说，爱吃甜食、辛辣、酸辣的食物都是因为肝郁。爱吃甜食往往是在肝郁的早期阶段，而爱吃辛辣重口味的人，往往肝郁程度稍深。

金代医学家张元素在《医学启源》中提出："肝苦急，急食甘以缓之，甘草。肝欲散，急食辛以散之，川芎。以辛补之，细辛。以酸泻之，白芍药。""苦"是劳苦。"急"是因为阳气郁滞在内，不能顺利生出的状态。阳气顺利生出需要肝木的阴阳平衡，如果肝的阳气过盛则有热，肝的阴气过盛则有郁。一旦我们情绪失常，肝气则不能顺利疏泄而成郁急的症状。

吃甜味食物可以缓急，"辛甘发散为阳"，味为阴，甘味（甜味）属阳，因此甘味为阴中之阳。而郁急又是由于阳气被阴寒郁滞引起，因此甘味可以缓解因寒而造成的肝气淤阻。

临床上有些患抑郁症的人喜欢吃巧克力，多发生于女性患者，吃了就好一些，可以得到暂时的快感和安慰。但是时间长了，不但抑郁没好，还增加了很多湿气，脾胃因此而受困。对于这样的病例，更重要的是找到肝气郁滞的原因，"解铃还需系铃人"，只有根本解决了肝气淤阻的问题，肝苦急的现象才能得到根本的解决。

此外，"肝欲散，急食辛以散之，以辛补之，酸泻之"。如果长期处于郁滞的状态，这时候如果肝脏有欲散的感觉，患者往往自觉喜欢吃辛味的食物，可以帮助肝脏疏泄；辛散对于肝脏来说就是补其不足、散寒祛湿、祛除肝气郁滞，以助肝气疏泄。而肝气的实证是指肝阴不足，表现为阴虚有热，这时患者会自觉喜欢食用酸味食物，以敛肝阴泻肝实证。同时，除去特定地区饮食习惯的影响，一个人的口味突然改变或者与周围人不同，很有可能是体内特有体质造成的。

# 知道"发物"是什么，
# 你就不会发病

中医所谓"发"，可以理解成"诱发、引发、助发"。原本有慢性疾病的人，体内存有"伏邪"，如果吃了"发物"，就可能诱发原有的慢性病，导致疾病反复发作。而如果体内没有"伏邪"，身体健康，根据自己的体质适量吃些"发物"则是无害的。

中医认为的发物都有哪些呢？

1. 发热之物——如葱、姜、韭菜、胡椒、羊肉、狗肉等温热、辛辣易助热上火的食物。

这类发物对于热性体质、阴虚火旺者不适合，对于结核病患者及伤口有炎症的人也不适合；发热口渴、大便秘结之人不宜食用。但对于寒性体质（即阳虚体质）者来说，吃这些发热的食物往往有驱寒益阳的作用，有助于驱除体内的寒气。

2. 发风之物——如海鲜、鱼、虾、蟹、鸡蛋、香椿芽、鹅等。

患有荨麻疹、湿疹、中风等疾病，或患有过敏疾病者不宜食用。另外，海鲜对于痛风患者来说是发物，容易诱发疾病。

3.湿热之物——如饴糖、糯米、猪肉等。

指影响脾的运化，助湿化热的食物。对于脾胃虚弱、痰湿体质等人群，湿热发物都不适宜多吃。患有湿热、黄疸、痢疾等疾病者应忌食。

中医讲"甘能令人中满""膏粱厚味，足生大丁"，即甜食会影响脾胃功能，油腻易生湿热而产生疔疮。痰湿体质的人一般比较胖，容易困倦，舌苔多白腻。因为这种湿热之类的发物较难消化，多食容易引起湿滞，引发脾胃不适和其他症状。但是，湿热发物并非绝对不好，例如糯米对于中气不足的虚弱人群有一定的补益作用。

4.发冷积之物——如西瓜、柿子、冰糕、冬瓜、四季豆、莴笋、柿子等。

这些食物具有寒凉的特性，容易损伤人体阳气，导致脾胃、心肺、肝肾等脏腑阴寒加重，从而导致泄泻、冷痛、咳嗽、胸痹等病症。一般脾胃虚寒、寒证体质等人群不宜多吃。但是对于实热体质的人群，吃冷积发物是比较好的降火良方，尤其在夏季，但是也不宜多吃，以免过度伤阳。

5.发燥之物——如炒干果中的炒板栗、炒花生、炒瓜子等。

可使人体产生干燥、津液不足的食物，既具有火热的性质，又具有伤津液的特征。

6. 动血之物——如胡椒、辣椒、桂圆、羊肉、狗肉、白酒等。

此类食物多具温热性质，易迫血外出，如血热上冲的衄血、吐血、咯血，或血热下注的痔疮、月经过多、血尿等。一般对于各种出血性疾病，如崩漏带下、月经过多等病症的患者不适合食用。虽说吃山楂开胃，但生山楂开胃活血，可诱发流产，所以妊娠期间山楂就是动血发物。不过，这些食物有非常好的通经活络、活血化瘀的疗效，可用于防治血瘀型头痛、肩周炎及部分风湿性疾病。

7. 滞气之物——如豆类、薯类、油腻食品、油糕、荞面、莜面、芡实、莲子、芋头、红薯等。

这类发物有滞涩阻气的作用，不易消化，会导致气机阻滞不畅，产生胃胀、腹胀。特别是对于脾胃虚弱者，容易引起消化不良、腹胀、没胃口等症状。

不过，这些食物不少都有固肾涩精、补脾止泄的功效，对于脾虚型腹泻或者肾虚早泄的人群有一定食疗效果。

8.光敏性食物——如莴苣、茴香、苋菜、荠菜、香菜等。

光敏性食物指那些容易引起日光性皮炎的食物。这些食物如果不大量食用就不会出现不良反应，但过敏体质人群要少吃。

# 小便有泡沫，
# 必须引起重视

尿液泡沫，需要排除一个重要的疾病，那就是肾病。

尿液泡沫增多，漂浮于尿液表面长时间不散，需要考虑蛋白尿的可能性，这是肾脏功能损伤的表现，应检查尿常规、肾功能等予以明确，如果确诊为蛋白尿要及时治疗。

另外，饮水过少、长期处于高温环境等因素导致尿液浓缩，也会引起尿液泡沫增多，但是这种情况多数通过多喝水、勤排尿，稀释尿液后就会改善，属于生理性的因素，不需要做特殊的处理。

# 大便长期不成形
# 对身体不好？

正常大便形态是圆柱形，质软，颜色呈黄色，说明身体肠道处于健康状态。

大家都知道长期便秘对身体不好，其实长期大便不成形，稀软如烂泥也不好——中医认为这属于"便溏"，其本质原因是脾虚湿盛，其中脾虚为本，湿盛为标。长期大便不成形的人因为吸收功能不好，气血不足，会有乏力、没精神、懒得动等症状，时间久了还会出现瘀证，对心脑血管产生不利影响，所以应该及时干预治疗。这种情况多由脾阳虚引起，可以酌情服用干姜甘草汤，或者附子理中丸。

附子理中丸可以温中健脾，对于脾胃虚寒、呕吐泄泻、手足不温的人有很好的效果。

注意，一定要在专业医师指导下服用。

# 能健康活到
# 一百岁的秘密

《黄帝内经》说:"志闲而少欲,心安而不惧,形劳而不倦""美其食,任其服,乐其俗,高下不相慕""嗜欲不能劳其目,淫邪不能惑其心"。什么意思呢?

"志闲"就是心里不要放太多事情,过去的事情让它过去,不用纠结,未来的事不用去幻想,一旦发生幻想就觉得这个事情应该按我的期待去发生,然后焦急地等待,这个过程本身就是一个煎熬,加上这个事情如果没有按照想象中发生就会形成失落、焦虑,所以要懂得让心放松,尽人事,知天命。

我们在临床中发现很多记忆力差、患阿尔茨海默病的人恰恰是那些脑子比较散乱,什么都爱想,什么都爱琢磨,什么都放不下的人。如果该忘记的不忘记,那么该记住的事情就记不住了。

"心安而不惧",是说内心安乐,没有丝毫畏惧。世间人奔走一世,无非是在求让心安乐的法子,可现代人由于被周围错误的价值观误导，认为财禄名利是安乐的途径。殊不知，这无止尽的欲望，得不到的时候是痛苦，得到之后是"惧"，惧怕得到的东西流失，心上就像系着一根绳索，难以安乐。真正的心安不依赖于外界的人、事、物，而来自内心的强大，内心的富足。

　　我们在临床中发现，欲望大、想法多的人容易心情焦虑，造成身体正气虚弱、消化不良、疲倦、失眠等现象。形劳而不倦，是要进行一定的身体劳动，但是掌握度，不能过度疲倦。

　　"美其食，任其服，乐其俗，高下不相慕"，无论吃什么食物都觉得甘美，随便穿什么衣服都感到满意，喜爱并能融入到自己周围的风俗人情中，愉快随顺地生活，无论别人社会地位高低，我也不羡慕。想要做到这样，需要有一个知足常乐和善于感恩的心态。

　　那我们该怎样对待自己的欲望呢？

　　"嗜欲不能劳其目，淫邪不能惑其心"，任何外界过度的嗜欲都不引起我们的注目。现在社会物欲横流，生活中、网络上炫耀成风，或炫富，或炫美，或炫风光生活……这些都能强烈地激发我们不正当的欲望。试问一下，我们能不能做到视而不见？还是我们也动心了？

有些欲望是人的本能，是一种自然的东西，我们需要顺从的是正当状态的"欲"，不过度，不劳心，就会过得很健康快乐，不能让心生起过度的欲望又来压制它，这对身心健康均不利。

总而言之，心态上保持自然顺和，身体做适当的锻炼但不过度劳累，这是《黄帝内经》给我们的养生智慧。

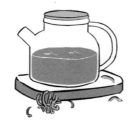

Part 3

学会自我体检，万病早防治

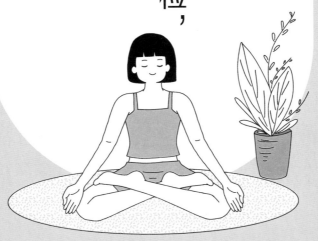

# 万病从湿生，
# 如何有效祛湿？

## 怎么判断体内的湿气在哪呢？

湿气在哪，病在哪。怎么判断我们体内的湿气在哪呢？

湿气在脾胃，就是脾虚湿盛，舌苔会比较厚腻，会出现两种情况：

第一种是不太好解，便秘。

第二种是解出来不成形，然后粘马桶。

我们体内的湿大概分为三种：第一种是痰湿，第二种是湿热，第三种是寒湿。

这三种湿并没有哪个好祛除哪个不好祛除的区别，但痰湿是一个基础，是根本。如果一个人体内有了痰湿，遇热就变成了湿热，遇寒就变成了寒湿。因为热在体内是往上走，所以湿热的人上半身的症状比较多，比如说面部爱长痘、爱出油，头发比较油腻，易口腔溃疡等。

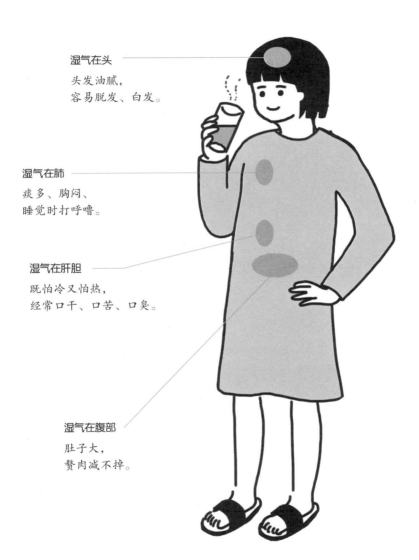

湿气在头

头发油腻，
容易脱发、白发。

湿气在肺

痰多、胸闷、
睡觉时打呼噜。

湿气在肝胆

既怕冷又怕热，
经常口干、口苦、口臭。

湿气在腹部

肚子大，
赘肉减不掉。

正确除湿是每个
油腻女孩的
必备技能

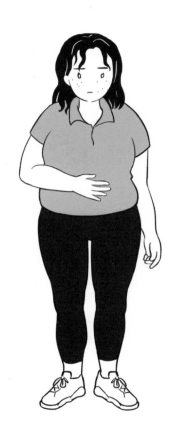

　　而寒在体内容易往下走，所以体内有寒湿的人，往往是下半身有一些症状，比如说腰膝酸软、小腿水肿等。

## 为什么湿气如此难除呢？

脾虚生湿。现代人的很多行为都在伤脾，伤脾的行为如果不改的话，湿气永远都除不了。

第一，现代人最容易出现的就是用脑过度——思伤脾，简而言之就是我们大脑的杂念太多了，想的事情太多，思想负担很重的时候就非常伤脾。第二，寒凉的食物吃太多也伤脾。第三，甜食吃太多也伤脾。中医管甜叫甘，甘是入脾的，过多的甜味东西入到脾，会增加它的负担，因而伤脾。

所以，这就是我们体内湿气难除的原因。

## 全家老小都能用的除湿小妙招

如何祛湿是很多人关心的问题。之前有人问我，"为什么我每天都坚持喝红豆薏米水，但感觉湿气还是那么重呢？"其实，祛湿要从根本上治，健脾是关键，只有把脾胃功能恢复了，身体自我清除湿气的能力才会正常，所以我们不能光喝红豆薏米水，还要搭配一些像山药、茯苓等健脾的食物。

此外，除湿还需要用到中医八法中的"汗法"，这里给大家推荐一个能发汗除湿的代茶饮。

### 发汗除湿代茶饮

| 配方： | 用法： |
| --- | --- |
| 生姜 10 克<br>紫苏 10 克<br>陈皮 5 克 | 将上述药材放入清水煮约 10 分钟，每日上午喝约 200 毫升，让身体微微出汗。 |

这三味药皆属于药食同源的食品，可以发汗温阳，行气化湿。

此外，我给大家推荐一个既除湿又能有效补养肝肾的泡脚方。

### 温阳祛湿泡脚方

| 配方： | 用法： |
| --- | --- |
| 生姜 3 片<br>山萸肉 20 克<br>当归 10 克<br>艾叶 100 克 | 将上述药材加水煮开后，兑冷水调好水温开始泡脚。泡到后背微微出汗就可以了。 |

# 身体病了就怕不知道，
# 教你1分钟健康自查

## 你知道自己是阴虚还是阳虚吗？

很多人不知道怎样判断自己的体质是属于阴虚还是阳虚，热还是寒。有些人认为自己容易上火，就是热性的阴虚体质，其实是不对的。我教大家一个方法，可以一分钟自测，见表5。

表5　体质自测表

| 观法 | 阴虚、阳虚的不同表现 |
| --- | --- |
| 观冷热 | 所谓阳虚生外寒，阴虚生内热——怕冷的人是阳虚，畏热的人是阴虚。 |
| 观出汗 | 手脚冰凉，白天爱出汗是阳虚；口干舌燥，夜晚盗汗是阴虚。 |
| 观舌象 | 舌苔白腻是阳虚；舌苔发红是阴虚。 |
| 观睡眠 | 嗜睡多梦是阳虚；失眠多梦是阴虚。 |
| 观小便 | 小便清长是阳虚；小便短赤是阴虚。短和长是指小便时间的长短，赤和清是指小便的颜色。也就是说，如果大家每次小便的时候量比较少，颜色也偏黄，体质一般都属于偏热性的阴虚体质；如果每次小便的量比较多，颜色比较清，多半是阳虚虚寒的体质，特别是夜尿比较多的人，多数都属于阳虚。 |
| 观大便 | 腹泻不成形是阳虚；大便干燥秘结是阴虚。 |

至于阴虚、阳虚怎么调理，大致分为以下几个方面。

第一，无论是阴虚还是阳虚，都应该有良好的生活方式和饮食习惯，这是调理的基础，也是最重要的。我们要保证良好的休息和睡眠，避免过度劳累，同时不要摄入辛辣刺激性、寒凉生冷的食物等。

第二，阴虚的人可多食绿豆、冬瓜等甘凉滋润之品，少食羊肉、韭菜等性温燥烈之品。适当做有氧运动，可选择太极拳、太极剑、气功等健身项目。

第三，阳虚的人平时可多食韭菜、生姜等温阳之品。平时要注意保暖，运动时要避风寒。可做一些舒缓柔和的运动，如慢跑、散步、打太极拳、做广播操等。

## 睡觉流口水是什么原因？

睡觉流口水的情况很多人都有过，原因也很多，不算严重，但也能反映出身体的一些问题。

睡觉流口水有几方面原因：

第一，睡姿不正确，不要侧卧或者趴着睡。

第二，脾胃功能失调。脾胃功能受损后湿气不易排出，在脾胃滞留，睡觉后就容易口水增多，流出来。

第三，口腔环境不好，睡前不清洁口腔，睡后容易流口水。

第四，面部神经炎。这类疾病初期都会流口水，如果嘴角歪斜，或者眼睛闭不严实，就要考虑是面部神经炎了。

第五，脑血管疾病，比如脑梗死、脑缺血，可能导致中枢性面瘫，造成流口水。

当然其他原因也会存在，就要因人而异，具体分析了。

如果是由脑血管疾病引起的神经受损，中医常常会以活血养血为治疗原则，就会用到补阳还五汤。

## 补阳还五汤

| 配方： | | 用法： |
|---|---|---|
| 黄芪 120 克 | 川芎 3 克 | 将上述药材熬水服用即可。 |
| 当归尾 6 克 | 桃仁 3 克 | |
| 赤芍 4.5 克 | 红花 3 克 | |
| 地龙 3 克 | | |

本方能补气活血。重用生黄芪，补益元气，意在气旺则血行，瘀去络通，为君药。当归尾活血通络而不伤血，用为臣药；赤芍、川芎、桃仁、红花协同当归尾以活血祛瘀。地龙通经活络，力专善走，周行全身，以行药力，亦为佐药。

需要注意的是，中风正气未虚或阴虚阳亢，风、火、痰、湿等余邪未尽者，均忌用；本方黄芪用量较大，需在有经验的专业医生指导下服用。

## 一睡觉就打呼噜是怎么回事？

我们周围很多人有打鼾的现象，打鼾并不是一个正常的生理现象。据古籍记载，"鼾眠者，气有不和而作声也"。

我们的会咽部是肝经循行的地方，打呼噜的人往往是由于肝经不和所致，但其背后反映的是脾胃的问题。中医认为脾主肌肉，脾胃虚弱的时候，会咽部的肌肉会疲软无力，容易造成气道堵塞，从而出现打呼噜的现象。

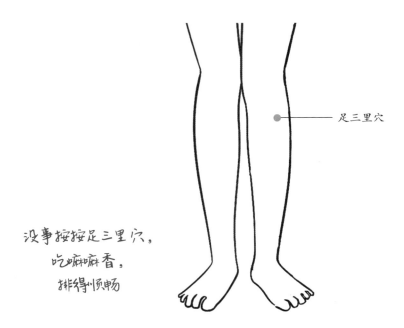

足三里穴

没事按按足三里穴，
吃嘛嘛香，
排得顺畅

　　针对这样的情况，我建议大家要经常按揉足三里穴。

　　此外，平常一定要注意多多调养脾胃，饮食方面注意不要过饱，吃到七分饱即可。

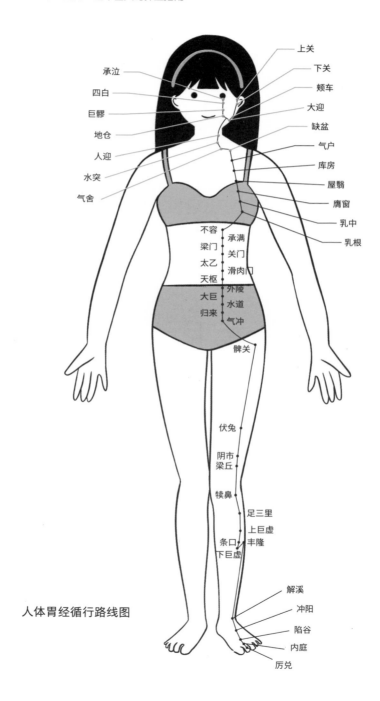

承泣
四白
巨髎
地仓
人迎
水突
气舍

上关
下关
颊车
大迎
缺盆
气户
库房
屋翳
膺窗
乳中
乳根

不容
梁门
太乙
天枢
大巨
归来

承满
关门
滑肉门
外陵
水道
气冲

髀关

伏兔

阴市
梁丘

犊鼻

足三里
上巨虚
丰隆

条口
下巨虚

解溪
冲阳
陷谷
内庭
厉兑

**人体胃经循行路线图**

## 嘴唇颜色说明什么?

· · · · · · · · · · · · · · · ·

身体好不好，看嘴唇色号就知道。下面三种唇色中，每一种都是身体在报警，一定要重视。

第一，嘴唇发白，需要健脾补血。
取茯苓、黄芪、当归各 10 克，红枣 3 枚，泡水代茶饮即可。

第二，唇色紫暗，需要活血化瘀。
每天口服三七粉 1.5 克，坚持一到两周。再用红花 10 克，肉桂、桃仁、干姜各 20 克泡脚，睡前泡 20 分钟即可。

第三，嘴唇过红，需要清心火。
取莲子心 3 克、淡竹叶 5 克，泡水代茶饮即可（胃寒者勿服）。

## 通过看头发就能判断身体缺什么

头发的不同表现分别需要补充哪些营养，见表6。

表6　头发的不同表现补充营养表

| 头发情况 | 所缺营养 | 需补充营养 |
|---|---|---|
| 头发黄 | 缺蛋白质 | 适当吃一些奶类、豆类、坚果等。 |
| 头发稀 | 缺维生素A | 适当吃一些富含维生素A的食物，比如，胡萝卜、南瓜等。 |
| 白发多 | 缺叶酸 | 多吃一些富含叶酸的食物，比如，菠菜等各种绿叶蔬菜。 |
| 脱发明显 | 缺卵磷脂 | 适当补充富含卵磷脂的食物，比如，蛋黄、山药、蘑菇等。 |
| 头发开叉 | 缺维生素E | 适当补充富含维生素E的食物，比如，卷心菜、核桃等。 |
| 头皮屑多 | 缺维生素$B_2$ | 适当补充富含维生素$B_2$的食物，比如，花生、糙米、花椰菜等。 |

## 舌苔能反映身体的健康状况

舌苔红是心火旺盛，取带心莲子5克、栀子10克，加冰糖煮水饮用即可。

舌体胖大有齿痕，是脾胃气虚，用四君子汤即可。

需要注意的是，有明显发热、虚实夹杂的情况慎用。

## 四君子汤

| 配方： | 用法： |
| --- | --- |
| 人参 9 克<br>白术 9 克<br>茯苓 9 克<br>甘草 6 克 | 将上述药材加水煎服，每日两次，一次 150 毫升，服用一周。 |

舌苔黄腻是湿热重，用茵陈蒿汤，取茵陈 20 克、大黄 5克，栀子 10 ～ 15 克煎服即可。

舌苔厚白是寒湿重，取桂花、牛蒡、陈皮、党参各 10 克，煮水代茶饮即可。

## 预示身体健康的"四快"

便得快。说明机体排出毒素的速度快，这样能够减少毒素在体内停留的时间。

睡得快。说明大脑的神经中枢兴奋、抑制功能非常正常。

反应快。反应快与大脑的认知功能有非常大的关系，表示大脑处理信息能力非常强。

走得快。说明大脑与四肢的协调能力非常好。

## 健康六大原则，你知道吗？

1. 高质量睡眠。一个健康的人，会有一个好的、高质量的睡眠。如果心肾不交、心肾不和则会出现失眠多梦等现象。

2. 有食欲。

3. 每天一次大便，有规律，可以在早 5 ~ 7 点完成。

4. 每天小便 5 ~ 7 次，一次 400 ~ 500 毫升，淡黄透明。如果泡沫多，表示肾功能差。

5. 知道口渴喝水，喝完可以解渴，不是总喝水口还干。

6. 手暖。手上有心经、心包经，如果心脏健康，心脏余热会走到手掌上去，手就比较温暖。

# 为什么脑梗死的年轻人
# 越来越多？

　　脑梗死多发于中老年人，对身体健康有致命的影响。有很多小病如果疏于防范，就会发展成大病。

　　其实，在脑梗死发生之前，很多人都会出现一些小症状，具体有以下四种情况：

　　第一种情况，短暂的眩晕，站立或行走不稳；突然感觉手指发麻并且有合不拢的现象，或下肢感觉无力，腿脚不灵活。

　　第二种情况，视力障碍或视物模糊。

　　第三种情况，听力障碍或听力下降。

　　第四种情况，舌根发硬，感觉说话不那么利索，含糊不清；饮水呛咳；睡觉的时候单侧流口水；吹不成口哨。

　　特别是平常伴有高血压或高血糖、高血脂的人，如果出现以上症状，就一定要注意多加防范了。

## 我们要怎样来预防脑梗死呢？

第一，高油食物尽量不吃，否则会导致血液中的胆固醇、甘油三酯升高，脂质沉淀增多。

第二，高盐食物尽量不吃，否则会引发血压升高，动脉硬化。

第三，高糖食物也尽量不吃，否则会增加血液的黏度。

第四，喝酒、喝饮料、吸烟、熬夜、久坐等情况，能避免就避免。

预防脑梗死就要保持血液的流动性，所以平时最好有一个好的运动习惯，饮食要清淡，心态要放松。

可以适当吃一些具有活血化瘀效果的食物，像在藏族地区的人会用红花熬汤，将适量红花和鸡蛋煮成一碗汤，再用少量淀粉勾芡，不失为一个比较好的食疗方。

# 如果你身体出现这几种情况，
# 说明你该养肝了

## 怎么从眼睛和手指、指甲判断自己该养肝了？

肝不好的人看眼睛就知道，如果你出现以下情况，那就说明你该养肝了。

第一，视物模糊是肝血不足；第二，眼睛干涩是肝阴亏虚；第三，双眼肿痛是肝火上炎；第四，眼睛发黄是肝胆湿热；第五，眼花头痛是肝阳上亢。

长期睡眠不好或者睡眠质量差的人，在中指上会出现青色的血管，中指的青筋反映的是心包经的问题。

肝脏有一个重要的功能即藏血功能，但是只有在睡眠质量比较好的情况下，肝脏才能发挥其藏血和解毒的功能。肝脏的精华都反映在指甲上，如果长期睡眠质量差，肝血不足，我们的指甲上则会出现纹路。

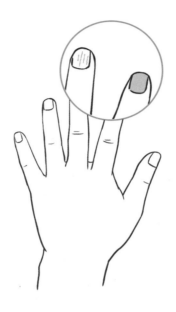

别让美甲掩盖了
身体发出的求救信号

指甲有竖纹，薄而脆弱，说明肝血不足；指甲呈紫色，是肝血瘀堵；指甲过红，是肝火旺盛；指甲发黄，就要考虑肝经有湿热的情况存在。指甲为筋之余，当指甲提醒你的时候就需注意，你要开始护肝了。

## 经常发脾气的人，也该养肝了

提起脾气不好，很多人都觉得是性格的原因。

中医认为，人的脾气不好多与肝有关。那么，肝在我们体内是负责什么的呢？

疏通气血、调整情绪、促进消化，这些都是肝的功能，这三种功能也相互影响。

比如说气血流通正常就能保持良好的心理状态。而闷闷不乐的时候，气血流通就会受阻，容易使人产生抑郁、气结。如果长期不顺心，或者遇到情绪激动的事情，会使心跳加快，气血流通旺盛，让人情绪暴躁，容易发怒——中医管这叫作肝火旺。除了情绪方面的问题，肝火旺的人还会有以下几种表现：

第一，口苦、口臭，经常放屁；第二，面色发黄，有色斑；第三，头发出油，脱发严重；第四，眼睛干涩，视力下降；第五，易燥易怒，爱生闷气。

## 如何把肝养好?

· · · · · · · · · · · · · ·

我给大家分享一个小方子——疏肝明目茶。

| 疏肝明目茶 | |
|---|---|
| **配方:**<br><br>金银花 3 克<br>菊花 3 克<br>枸杞 3 克<br>决明子 3 克<br>牛蒡根 3 克 | **用法:**<br><br>将上述药材煮水代茶饮,每天一杯,服用约两周。<br><br>**注意:**<br><br>脾胃虚寒、大便不成形的人不宜饮用。 |

平时还可以按揉太冲穴,养肝补肾。

中医认为肝肾同源,精血同生。肾虚需要先疏肝,肝气疏通,血液才能够顺利地转化为肾精;肾精充满,肾藏精的功能才能够正常地发挥。

我教给大家一个不花钱的疏肝小窍门——按揉太冲穴。

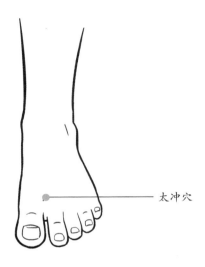

太冲穴

按摩太冲穴
可以帮你很快地排毒、祛火。

　　它在足背第一、二跖骨间上方的凹陷处。它是肝经的原穴，能够调理气血，平肝熄风；不仅能养肝护肝，还能够缓解和治疗高血压、头晕头痛等疾病。

# 如果你身体出现这几种情况，说明你该补肾了

## 小月牙被喻为手指上的"健康圈"，没有的人肾气虚

我教大家一个判断自己身体肾气充足与否的方法，这个方法非常简单：一个肾气充沛的人，每根手指上都会有小月牙（甲半月）。

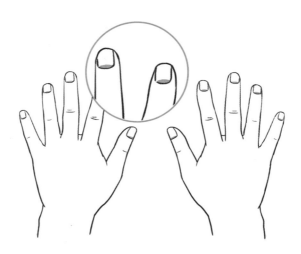

指甲上的小月牙是身体好坏的晴雨表

当我们肾气不足的时候，小月牙会变小甚至消失，最先消失的往往是小拇指上的小月牙。

中医讲，"精不足者，补之以味"，我们可以通过综合调理的方法来补养肾气，过一段时间这个小月牙又会慢慢地出现了。

## 做好下面八件事，可以让你的肾越来越好

第一，每天深蹲30下。第二，每天做15分钟的腰部拉伸。第三，及时排尿，不喝凉水，喝温水。第四，睡前泡脚。第五，多吃黑色食物。第六，多晒太阳。第七，经常搓耳朵。第八，按揉命门穴、委中穴、涌泉穴。

命门穴，是温补肾阳最常用的一个穴位。我们先找到肚脐，肚脐正对着的后面正中线上就是命门穴。按揉时先搓热

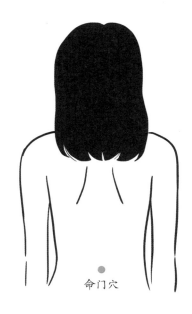

命门穴

自己的手掌，然后再用手掌进行按揉，一次3~5分钟。经常按揉，有很好的温补肾阳、固本培元的效果。

　　委中穴，在我们膝盖后面的腘窝处。肾如果有问题，其气留于两腘窝。大家在平时可以经常拨动这两个腘窝，你会发现里面可能有筋结。凡是有筋结的人，会出现腰痛、腰酸的情况。

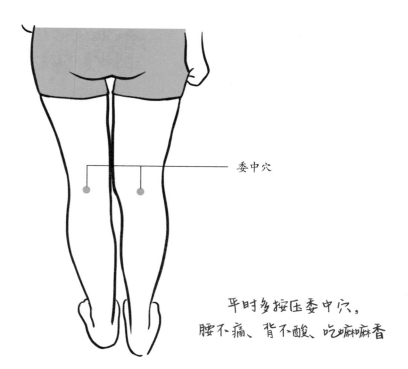

委中穴

平时多按压委中穴，
腰不痛、背不酸、吃嘛嘛香

腘窝的委中穴恰恰走的是膀胱经，膀胱经管我们的腰，并且经走整个头部，所以关于头部的一些症状也可以按这个穴位。

涌泉穴，位于足前部凹陷处第二、三趾趾缝纹头端与足根连线的前三分之一处，《黄帝内经》里说"肾出于涌泉，涌泉者足心"。用力弯曲脚趾时，足底前会出现一个凹陷，就是涌泉穴。平时可以用手掌推搓或用双手掌轻轻拍打涌泉，以足底部有热感为宜，长期坚持可以补肾益精，增强体质，有延年益寿的功效。

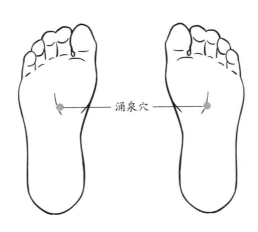

涌泉穴

常拍涌泉穴，补肾特别好

# 动不动就上火，
# 怎么治？

## 为什么进补后会上火？

现在的生活条件越来越好，大家都不缺补品，但为什么有些人吃完补品就上火？

其实，爱上火的人并不是因为身体真的很好，往往是由于身体虚，虚不受补。哪里虚呢？是肝肾不足，肾精不能涵养上焦，造成虚火上升。这类人需要滋养肝肾，平时可以适当服用一些六味地黄丸之类的中成药。

还有一类人，本来身体不虚，可是因为太贪心，也想补一补，没想到好好的身体被补坏了，这种人补完出现的是实火。

## 你知道自己上的是什么火吗？

很多人都说自己上火了，但你知道自己上的是什么火吗？

如果咽干、胸痛、咳嗽有痰，这上的是肺火，属于实火；如果面红耳赤、急躁易怒、头晕、头痛、胁痛、口干、口苦，这上的是肝火，属于肝阳上亢，肝阴不足；如果面红耳赤、心悸、心烦、失眠、口渴、喜冷饮、大便干结，这上的是心火，属于实火；如果胃部灼热疼痛、腹胀、口干、口臭、便秘、牙龈肿痛、胃口不好，这上的是胃部实火。

有以上这些情况，就是身体在提醒你上火了，需要注意调理。

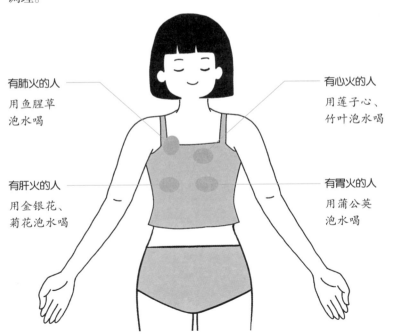

有肺火的人
用鱼腥草
泡水喝

有心火的人
用莲子心、
竹叶泡水喝

有肝火的人
用金银花、
菊花泡水喝

有胃火的人
用蒲公英
泡水喝

以上代茶饮，可选相应的药材 6 克左右泡水，一日两次，每次约 150 毫升，服用 5 天左右即可。

# 阳气足的人，
# 不容易生病

## 子时（23 ~ 1 点）不睡，会折寿

《素问·生气通天论》记载，"阳气者，若天与日，失其所，则折寿而不彰"。意思是说，人的阳气就像太阳一样，人要是没阳气，就会影响寿命的长短。

传统医学认为，天地运转到子时（23 ~ 1 点），阳气开始生发。这个时候人如果在睡眠状态，阳气就会迅速地生发起来，保卫我们的身体。如果子时不睡，就意味着不给阳气壮大的机会，再加上白天的消耗，会让体内的阳气加速流失。那怎么判断自己阳气是否充足呢？

这几个方面可以参考一下：

第一个，四肢温热。第二个，毛发茂密。不光和体内的雄激素水平高低有关，也和身体是否健康、气血运行是否通畅有着一定的关系。第三个，睡眠正常。不光指每天能睡够 8 小时，保证充足的睡眠，还指晚上能够早早睡，而且睡得着。第四个，免疫力好。不容易生病，能够把大多数的病毒和疾病阻挡在身体之外。

## 这几种耗伤阳气的行为，你中了几个？

第一，常年露出脚腕、肚脐、后腰。第二，经常早起洗头洗澡。第三，经常吃生冷寒凉的食物。第四，一年四季待在恒温空调房。第五，经常晚上夜跑和健身。第六，常年熬夜，半夜两三点才睡。第七，常常焦虑、抑郁。

## 这几招可以帮我们有效补阳气

想要保护阳气，这几点一定要记好。

第一，卯时锻炼。就是早上的 5 ~ 7 点，此时阳气生发旺盛，长期坚持会有效果。第二，睡前泡脚。能帮助人体补充阳气，还能促进血液循环，增强免疫力。第三，手指梳头。头为诸阳之会，早上醒来可以从额头到颈后反复梳 50 次，让头部血液循环通畅，有利于阳气的生发，缓解熬夜后的疲劳和头痛。第四，晒后背。阳光充足的午后，可以晒 30 分钟左右的太阳，

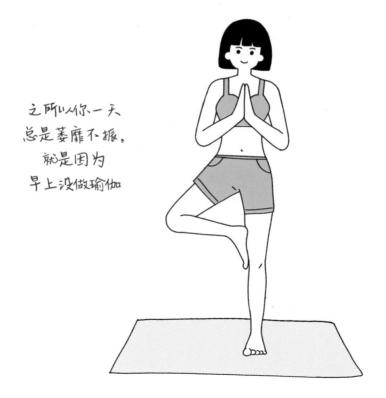

之所以你一天
总是萎靡不振，
就是因为
早上没做瑜伽

以晒后背为主。再配合午
后的小憩，能够有效地促进
体内阳气的生发。第五，配
合按揉足三里和命门两个
穴位。早晚各一次，一次
15 ～ 20 分钟即可。

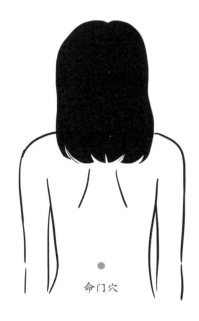

命门穴

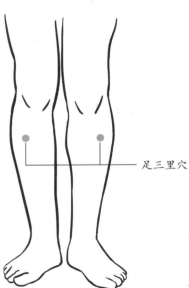

足三里穴

足三里穴补后天，
命门穴补先天，
先天后天一起补，
你不年轻谁年轻

# 脾虚的八大症状，
# 快对照一下你有没有？

由于欠缺良好的生活习惯，现在的人十有八九脾胃方面都有一定的问题。中医认为："脾胃为后天之本，气血生化之源。四季脾旺不受邪。"脾胃不好的人往往面色萎黄，气短乏力，容易腹泻、便秘，形体不是消瘦就是偏胖。

同时，随着年龄的增长，很多人都有可能患上不同程度的胃病。脾胃是气血生化的源头，脾虚了就会阻碍体内气血的生成，进而导致气血不足。

脾虚有八大典型症状：

第一，黑眼圈严重，眼袋深，鱼尾纹增加。

第二，皮肤容易出油；头发容易油，还脱发严重，白发变多。

第三，四肢冰凉无力，有头重脚轻的感觉。

第四，面部黯沉发黄，容易长痘；经常消化不良、腹泻。

经常有人说自己是个直肠子，一吃就拉，大便不成形，一天来来回回跑厕所，其实这不是单纯的腹泻，而是熬夜、饮食

不节导致的脾胃虚弱。遇到这种情况，可以吃中成药香砂养胃

丸，药店都可以买到。

第五，记忆力变差，总记不住事。

第六，关节有疼痛感，腰酸。

第七，舌苔偏白，食欲下降，有口臭。

第八，总感觉疲惫，体重增加。

## 胃病分为几种，调理方法各有不同

中医针对不同的体质，把胃病分成了 6 种常见的症型，对

症调理才有效。

第一，寒邪客胃（就是寒气伤胃了，往往吃太多生冷的东

西伤胃），调治以散寒止痛为主，可以用良附丸、理中丸调理。

第二，饮食停滞——暴饮暴食后胃胀、胃热、胃痛，调治

以消食导滞为主，可以用保和丸调理。

第三，肝气犯胃——经常生气、肝火旺，调治以疏肝理气

为主，可以用逍遥丸调理。

第四，瘀血停滞——用力按压时会疼痛加剧，有针刺感，

伴有吐血、黑便等，需尽快就医。

第五，胃阴亏虚——胃部有隐痛，口干舌燥，大便干结，调治以促进胃气，疏肝理气为主，可以用养阴丸调理。

第六，脾胃虚寒——肚子一饿就痛，调治以温中健脾为主，可以用黄芪建中丸调理。

## 要想脾胃好，我们还要注意哪些方面呢？

第一，不要吃凉的。因为我们的胃非常害怕凉，所以老人常说多喝开水。我们喝水要喝热的，而且要少吃一些寒性食物，比如说螃蟹等海鲜，它们属于寒凉的食物，吃多了会伤胃。

第二，要加强运动，因为运动可以排汗，排汗就可以祛湿，湿气祛除后，脾胃的功能才可以恢复。

第三，保持心情舒畅。中医说肝郁脾虚，也就是木克土。心情不好会直接导致消化酶分泌的异常，造成消化功能障碍，所以要保持心情舒畅，进而保护我们的脾胃。

## 缓解胃痛、肚子痛的穴位

老话说"病在胃及饮食不节得病者，取之合"，如果你经常胃痛、肚子痛，这个穴位记好了——曲泽穴。

曲泽穴位于我们胳膊肘的横纹中，肱二头肌腱的尺侧缘。按摩该穴有清心开窍、活血止痛、和胃降逆的作用。

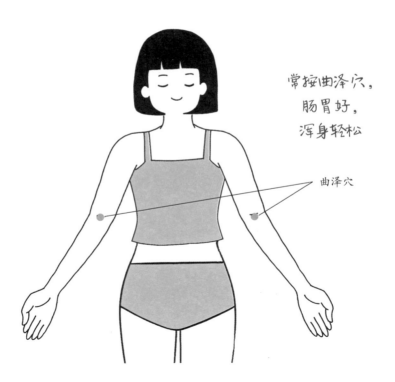

常按曲泽穴，
肠胃好，
浑身轻松

曲泽穴

曲泽穴是合穴，所以胃痛的时候按摩曲泽穴能有效缓解不适。

## 小米这样吃，养出好脾胃

常见的小米应该怎样煮才能让全家人的免疫力提高，脾胃变好，吃嘛嘛香呢？

### 小米山药粥

**配方：**

小米 200 克
山药 200 克
红枣 5 枚

**用法：**

将上述食材一起放入锅中煮粥，常喝能够提高免疫力。

### 小米红豆粥

**配方：**

红豆 60 克
花生米 60 克
小米 60 克

**用法：**

食材清洗干净，全部放入锅中，倒入清水，煮熟即可。

## 小米南瓜粥

**配方：**

小米 50 克
鸡蛋 1 个
南瓜 150 克

**用法：**

1. 小米淘洗干净放入锅中，加入适量清水，熬煮成软烂的米粥。
2. 南瓜去皮洗净，切成薄片，入蒸锅蒸熟，取出用勺子按压成蓉。
3. 鸡蛋洗净放入清水锅中煮熟，捞出去壳，将蛋黄压成粉末状（可把鸡蛋放入蒸南瓜的锅中一同煮熟）。
4. 将南瓜蓉和蛋黄泥加入煮好的小米粥里，搅拌均匀即可。

　　喝小米粥是养胃的好办法，但在平时也需注意生冷的食物要少吃，酒要少喝，麻辣的食物、甜食尽量别吃，胃不好的人基本上要告别路边摊了。

## 养胃八宝汤

**配方：**

猴头菇 10 克
山药 10 克
茯苓 5 克

**用法：**

将上述食物一起煮水代餐饮即可。

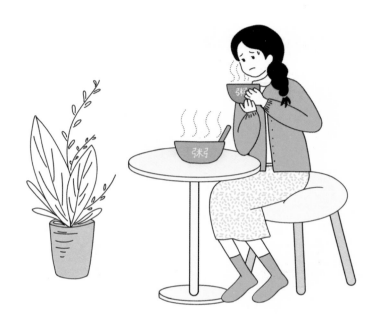

要想肠胃好，气色好，
喝粥少不了

　　在《饮膳蒸药》中有记载，猴头菇有健胃、养胃、和胃的作用，山药、茯苓有健脾、除湿、安神的作用，三者坚持服用一段时间可以保护我们的后天之本，有效调理脾胃。

# 颈椎是越直越好吗？

## 有哪些症状说明你得了颈椎病？

前一段时间，有个 20 多岁的小姑娘拿着自己颈椎的片子，兴高采烈地对我说，"董大夫你看我颈椎挺好的吧，这么直。"

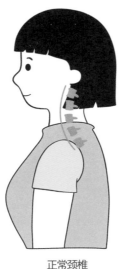

正常颈椎

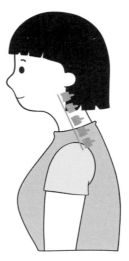

变形颈椎

不是啥东西都是直的好

我一看，她的颈椎确实很直，像一条直线一样。当时，我简直哭笑不得。

其实，我们身体有很多地方并不是越直越好，比如说颈椎、腰椎、足底板，都需要有一定的生理曲度，才能够维持它们的正常功能。

如果颈椎的生理曲度变直了，则会出现颈部僵硬不适、头晕、恶心等症状。像我们熟知的颈椎病，其实就是颈椎间盘出现了病理改变。

一旦你有这几个症状，就一定要注意自己是不是得了颈椎病：脖子、肩膀、后背经常酸痛僵硬；睡觉经常落枕；头晕、头痛、脖子痛；耳聋、耳鸣、猝倒；四肢酸痛、麻木乏力；手变笨，走路不稳。如果出现了这些症状，一定要去医院做检查，早预防，早治疗。

## 颈椎不舒服，点按后溪穴效果立竿见影

长期低头看手机，很容易造成颈椎痛。我们手上有一个穴位——后溪穴可以缓解颈椎痛。

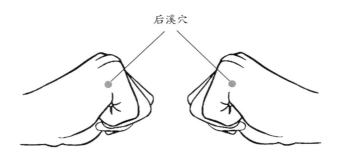

常按后溪穴，
有效缓解颈椎病

　　后溪穴是八脉交会穴之一，是治疗头颈疼痛的重要穴位。我们按摩后溪穴的时候用大拇指尖点按，以产生明显的酸麻胀痛感为佳，一次点按 1 ～ 2 分钟，早晚各一次就可以了。

　　我再给大家推荐一套颈椎操，也可以有效缓解颈椎病的症状。

　　这套颈椎操可以放松我们的斜方肌，改善我们颈椎的生理曲度，缓解颈椎病症状。

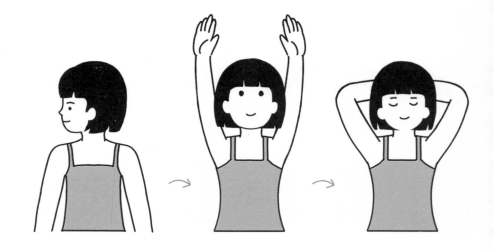

得了颈椎病，赶紧去做颈椎操

第一步，左顾右看，即轻轻地左右侧头成 90 度，停留 3 秒钟。

第二步，仰头观掌，停留 5 秒钟。

第三步，双手对抗，即双手交叉置于脑后，然后颈部和双手进行一个抵抗。

这样几个动作我们可以反复做多次。

## 脖子落枕怎么办？按揉手三里可以快速缓解

如果你早上起来发现脖子僵硬动不了，落枕了，该怎么办呢？我教大家一个方法，可以快速缓解不适的状态——按揉手三里。

这个穴位在胳膊上，我们先屈肘，在肘横纹中点找到曲池穴。在曲池下两寸也就是三横指，无名指下缘的中点，就是我们神奇的落枕穴，手三里穴了。

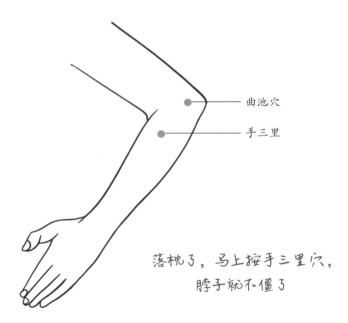

曲池穴

手三里

落枕了，马上按手三里穴，脖子就不僵了

我们点按住手三里穴，不要松手。同时看脖子在哪个方向受限，就往哪边试探性地转动，慢慢地坚持2～3分钟即可。这时候再松开穴位，你会发现脖子的僵硬酸痛已经有所缓解了。

# 发炎了，
# 人体自有"消炎大穴"

我们身体有些炎症，很容易反复发作，比如咽喉炎、口腔溃疡等。给大家介绍一个我们手上自带的消炎大穴——液门穴。

伸出手，液门穴就在我们第四个手指和第五个手指之间，指蹼缘后方的赤白肉际处。它是手少阳三焦经的荥穴，有清热解毒的功效。

按揉液门穴的时候，可以采用大拇指点按的方式，每次按揉3～5分钟可以起到明显的清热解毒效果。此穴堪称人体自带的牛黄解毒片，对头面部的炎症，比如中耳炎、牙龈炎、咽喉炎都有很好的疗效。

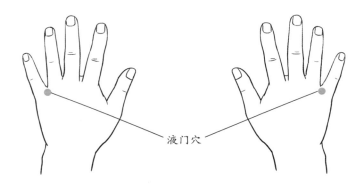

液门穴

想消炎，
不是只有吃消炎药这一招

**注意：**该穴位仅适用于炎症初期，稍微有点肿痛，但不明显的时候；如果肿痛明显，或者按压此穴症状得不到缓解，请立刻就医，在医生指导下治疗。

# 五脏六腑最怕什么？

## 出现这些症状，可能是五脏出问题了

身体病了就怕不知道，我教大家一个《黄帝内经》记载的判断身体情况的口诀。

"心为汗，肺为涕，肝为泪，脾为涎，肾为唾。"

这句话的意思是说，出汗异常，从心脏上找毛病；鼻涕多了，要看看是不是肺出了问题；眼泪异常，要从肝脏上找根源；唾沫多了，要从脾肾上找原因；口水多且伴有咸味的话，可能是肾衰竭的征兆。除此之外，心脏有问题时，嘴唇会发紫；肝脏有问题时，身上会出现很多红色的血管痣；肾脏出现问题时，下肢会水肿；脾胃出现问题时，容易腹胀、便秘。

## 五脏六腑最怕的东西

你知道人体器官最怕的是什么吗？

肾最怕熬夜，伤肾容易，养肾难；胃最怕冷，要少吃生冷的食物；心脏最怕咸，摄入盐分过多会引起高血压；肺最怕烟，二手烟也一样；肝脏最怕胖，肥胖的人容易得脂肪肝，肝脏功能的老化就越明显；肠道最怕乱吃药，会引起肠道的菌群失调；胰腺最怕暴饮暴食，会加重胰腺的负担。

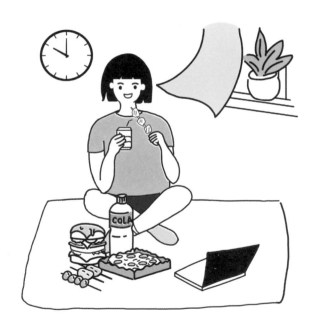

不怕肥胖和早衰，
晚上就请多吃点。

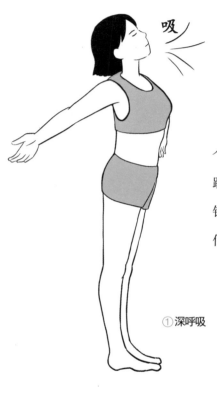

① 深呼吸

## 五脏最喜欢的养生小动作

　　五脏最喜欢的动作，你知道几个？肺喜欢深呼吸一分钟；肾喜欢踮脚尖一分钟；心喜欢拍肘窝一分钟；脾喜欢揉肚子一分钟；肝喜欢伸懒腰一分钟。

　　小动作有大妙用，贵在坚持。

② 踮脚尖

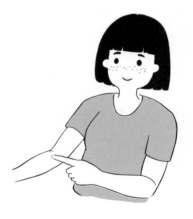

③ 拍肘窝

④揉肚子

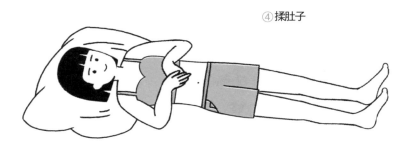

⑤伸懒腰

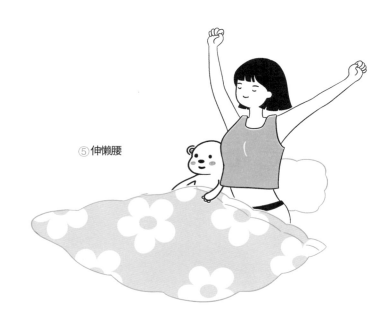

五脏喜欢的五个小动作，
别问为什么，听我的，跟着做

Part 4

比同龄人
年轻的奥秘

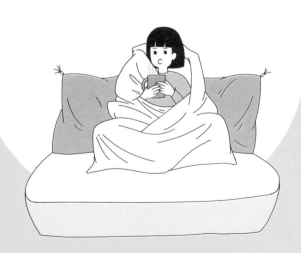

# 让自己的脸像孩子一样
## ——五灵脂粉敷肚脐、艾灸

宋代《针灸资生经》中记载："有人年老，面颜如童子者，盖每岁以鼠粪灸脐中一壮故也。"意思是说，有的人年龄很大了，但是看脸还像小孩子一样，原来是他每年都以鼠粪在脐中做灸疗的缘故。

所谓鼠粪，也就是我们现在所说的五灵脂，它属于中药的一种，有温补气血、活血的作用。一般药店均可买到干燥五灵脂。具体用法：将大约 50 ～ 100 克的五灵脂磨成粉，铺在我们

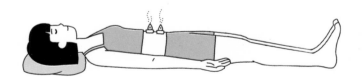

没艾灸过的人，
永远不懂它带来的惊喜

的肚脐上，然后将少量的艾柱放在五灵脂末上面做灸疗。这样可以起到很好的保健和延年益寿的作用。

# 想让面部气色变好，
# 用益母草洗脸

益母草可以清热利湿、活血调经，有助于祛痘、消斑。用50 ～ 100克的干燥益母草（一般药店均可买到）煮水，晾温之后，用益母草水擦洗面部，每日两次，坚持使用，可使面部气色变好。

武则天当年用的养颜方原料就是益母草。唐代《新修本草》指出，益母草具有明显的驻颜泽面的功效，可以治疗面部色斑、皮肤干燥、细纹等。

另外，如果你的颈部及面部发黑，也可以用益母草水擦洗，这样可以恢复皮肤的光泽，使皮肤变透亮。同时，益母草对祛除粉刺、痘印等也有一定疗效。

# 药王孙思邈的长寿心法

　　中国古代有很多长寿的中医大家，其中最有名的是药王孙思邈，相传他活到 141 岁才仙逝。他流传下来很多非常实用的养生小妙方，如果大家能坚持使用，对身体健康会有好处。

## 防止白发、脱发的妙招：梳发

　　将手掌互搓 30 余下令掌心发热，由前额开始扫上去，经后脑扫到颈部。早晚各做 10 余次。

　　头部有很多重要的穴位，经常"梳发"，可以防止头痛、耳鸣、白发和脱发。

## 缓解近视及老花眼的妙招：运目

　　有近视或老花眼的人，可以练习这个动作：闭眼，然后用力睁开眼，眼珠打圈，望向左、上、右、下四方；再合眼，用力睁开眼，眼珠打圈，望向右、上、左、下四方。重复 3 次。这个动作有助于眼睛保健，缓解近视及老花眼。

## 防止幼儿蛀牙、成人牙齿脱落、老年人牙齿松动的妙招：叩齿

平时可以练习叩齿：口微微合上，上下排牙齿互叩，无须太用力，但牙齿互叩时须发出声响，一次大约做 36 下。

叩齿可以通上下颚经络，保持头脑清醒，加强肠胃吸收，防止蛀牙和牙骨退化。

## 增强胃肠功能，延年益寿的小妙法：咽口水

觉得自己肠胃不好的人，可以试试这个方法。

1. 口微微合上，将舌头伸出牙齿外，由上面开始，向左慢慢转动 10 余圈，然后将口水吞下去。之后再由上面开始，反方向做 10 余圈，同样将口水吞下去。

2. 口微微合上，这次舌头不在牙齿外边，而在口腔里，围

绕上下颚转动。左转 12 圈后吞口水，然后再反方向做一次。吞口水时尽量想象将口水带到下丹田。

从现代医学角度上看，唾液含有大量酵素，能调和荷尔蒙分泌，因此可以强健肠胃。

## 防止耳鸣、耳聋的妙方：常鼓耳

每天临睡前做这个动作，可以增强记忆力和听觉。

手掌掩双耳，用力向内压，放手，应该有"噗"的一声，重复做 10 下；双手掩耳，将耳朵反折，双手食指扣住中指，以食指用力弹后脑风池穴 10 下。

## 不长皱纹的妙方：常摩面

孙思邈在 70 多岁的时候面貌仍然像年轻人，他曾说，"常以两手摩拭一面上，令人有光泽，斑皱不生。行之五年，色如少女"。意思是经常用两手摩面，可以让脸上有光泽，而且不生皱纹和斑点，如果这样坚持 5 年，可以让面色如少女一样。

这个动作如果你能坚持1年，
我敢说你脸上肯定没有皱纹

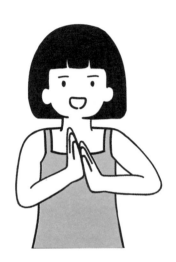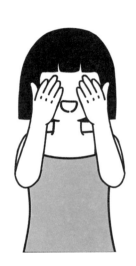

搓手30余下，暖手以后上下扫面，双手同时向外画圈。
经常做这个动作，脸色红润有光泽，同时不会有皱纹。

### 改善脑供血，预防阿尔茨海默病的方法：常摇头

经常做这个动作，可以令头脑灵活，预防阿尔茨海默病。

双手叉腰，闭目，垂下头，缓缓向右扭动，直至复原位为一次，共做 6 次。反方向重复。

**注意：**要慢慢做，否则会头晕。

## 补肾妙法：常摆腰

经常摆动腰，可以强化肠胃，固肾气，防止消化不良、胃痛、腰痛。

身体和双手有韵律地摆动。当身体扭向左时，右手在前，左手在后，在前的右手轻轻拍打小腹，在后的左手轻轻拍打命门穴位。反方向重复。

每次最少做 50 下，做够 100 下更好。

## 提高生殖功能、性功能的妙法：摄谷道——提肛

相传提肛是十全老人乾隆最得意的养生功法，还可以提高生殖功能。

吸气时，将肛门的肌肉收紧；闭气，维持数秒，直至不能忍受，然后呼气放松。无论何时都可以练习。

最好每天早晚各做 20 ~ 30 次。

## 防止关节退化、强膝的方法：常扭膝

所谓"人老腿先老，肾亏膝先软"，要延年益寿，应从双腿做起。

双脚并排，膝部紧贴，人微微下蹲，双手按膝，向左右扭动，各做 20 下。经常做这个动作，可以强化膝关节。

## 治疗失眠、头痛及降压小妙招：常搓脚

脚底集中了全身器官的反射区，经常搓脚可以强化各器官，治失眠，降血压，消除头痛。

右手搓左脚，左手搓右脚。由脚跟向上搓至脚趾，再向下搓回脚跟为一下，共做 36 下；两手大拇指轮流搓脚心涌泉穴，共做 100 下。

# 104 岁国医大师的"保健秘方"

国医大师邓铁涛教授享年 104 岁，他曾说："养生保健之真谛，在于调节脏腑阴阳之平衡，治其根本。偶然或服中药，或炖服人参 10 克、陈皮 1 克、三七片 6 克，补益而不腻。"

建议中老年人在秋冬之季适当服用此方，可以补气行气活血，延年益寿。

邓老还有一个生活小妙招，可以改善血液循环，提高防病能力。

他曾说："我洗澡有个秘方，冷热水交替，但不是绝对的冷和热，是相对的冷热交替，时间约 10 分钟左右。这样血管的收缩扩张就像是做了一次血管按摩一样，改善微循环，提高防病能力。"

建议大家洗澡时水温不必调得过高或者过低，相差十余度即可，比如用二十多度的凉水与三四十度的温水交替洗。如果觉得太冷了温度可以调高点，要自己能接受才行。这个方法不仅可用于身体，也适合于面部，可以让面部皮肤血液循环变好，光泽有弹性。

　　邓老临睡前常用一个方子泡脚，降压效果很好。通过改善血液循环，调整脏腑机能而发挥治疗作用。

## 浴足降压方

| 配方： | 用法： |
|---|---|
| 怀牛膝 30 克<br>川芎 30 克<br>天麻 10 克<br>钩藤 10 克<br>夏枯草 10 克<br>吴茱萸 10 克<br>肉桂 10 克 | 加水 1500 ~ 2000 毫升煎沸，倒入盆中待温后，浸洗双足 20 ~ 30 分钟。每晚一次，7 天为一个疗程，连用 3 个疗程，浴足降压效果确切。 |

　　此方法避免了口服药物对肝肾的副作用，当作高血压辅助治疗或者对预防高血压都不失为一个不错的选择。

## 经常"走神"会对我们的身体产生什么影响？

做一件事情的时候，心里却在想另外一件事，这就叫"走神"。比如我们吃饭的时候本应该全身心好好享受美食，心里却在想事，造成食不知味；比如上课的学生本应该专心听讲，脑海里却浮想连篇……

"走神"的人从眼神就可以看出来，是一个呆滞无神的状态。经常走神的人，会出现记忆力不集中、疲乏、昏沉、记忆力减退的现象。《黄帝内经》里有个词叫"精神内守"，指的是平常注意力要集中，没事做的时候就头脑放空，好好休息，这样才能让神气内守，不至于耗散我们身体的能量，保持身体的健康。

小孩子的思想单纯，所以眼睛炯炯有神，随着年龄增大，就开始思虑很多事情，思想杂乱，导致注意力无法集中，甚至昏沉，记忆力减退。

针对这种现象，一方面要通过有意识的锻炼减少走神次数，提高大脑集中度；另外中药里面有几味药也可以起到化痰醒神开窍的作用，有助于提高智力和注意力。

1. 石菖蒲。

《神农本草经》将石菖蒲列为上品，可"开心孔，补五脏，通九窍，明耳目，出音声。久服轻身，不忘不迷或延年"。石菖蒲有开窍醒神的作用，可以让头脑清醒，神清气爽。

2. 远志。

远志是一味安神益智、补精壮阳药。明代大医药家李时珍说："远志强志益精，故治健忘。"

远志的药名来历，与其"远大志气"相关。

传说古代有一秀才，娶得颇通药理之女为妻。某年夏日，秀才要参加省城乡试。临行前，妻子把一段棕色圆木交给他，说此木可提精神，助夫君一举夺魁。

后来秀才果然考中第一名。秀才中举之后，深感此木神效，名之为"远志"。

远志的功效是安神益智、交通心肾、祛痰开窍，善治心神不安，还可以治痰多咳嗽。

需要注意的是，胃溃疡及胃炎患者要慎用远志。

3. 益智仁。

传说很久以前，有一个员外家财万贯，他老来得子，举家欢庆，给儿子起名叫"来福"。可来福自小体弱多病，又流口水，反应迟钝，而且每天尿床。为了给儿子治病，员外将周边的名医都请遍了，结果百无一效。一天，一个老道云游到此，拿起拐杖往南边一指，对员外说："离此地八千里的地方有一种仙果，可以治好孩子的病。"员外一路跋山涉水，摘了满满的一袋仙果回来。来福吃了仙果后，身体一天比一天强壮，而且一点即明，过目不忘，琴棋书画无所不通，与以前相比，判若两人，他的聪慧敏睿在当地即时传开。18岁那年他参加科举考试，高中状元。人们为了纪念改变他命运的仙果，将仙果取名为"状元果"，同时由于它有益智功效，能使人聪明，所以也叫它"益智仁"。

益智仁，为姜科多年生草本植物益智的成熟果实，主产于两广、云南、福建等地，有温肾固精缩尿、温脾止泄摄涎之功。

夏季气候炎热，小儿常吃冷饮冰糕，致脾胃虚寒、泄泻，或胸前尽湿，涎液流溢，可用本品煮粥服食。

如果容易走神，思想散乱，头脑昏沉，注意力不集中，可取以上诸药 10 ～ 20 克煮水服用两周左右，并可配合健脾化痰药一起使用。

**注意**：这些药物虽然史料记载为上品药，有神奇的作用，但当今的药材质量与古时候天然野生的药材无法相比，如果没有相关症状勿过量长期服用。

# 如何保证
# 自己睡得好？

　　我国各地区长寿老人调查结果表明，寿星们的睡眠质量都相当高。想要睡眠质量高，必须坚持早睡早起，作息规律。

　　为保证高质量睡眠，可以用温热水浴足，浴足过程中同时用双手按摩、揉搓脚背及脚心，最好用劳宫穴摩擦涌泉穴，以加速脚部的血液循环。按摩以产生温热感为度，每次 10 ~ 30 分钟，自觉确能帮助入睡。

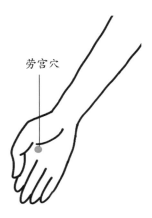

劳宫穴

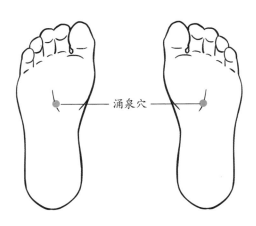

涌泉穴

睡前用手心搓搓脚心，
包你一觉睡到自然醒

Part 5

会养生的女人
不会老

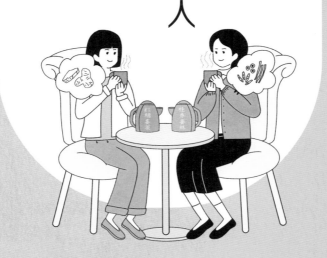

# 气血虚的女人很显老，
# 如何用常见的食材进行调理？

## 我们的气血是怎么伤的？

气血不足的人容易出现肤色暗黄、嘴唇干裂、头发干枯、神疲乏力、手脚冰凉、发胖等现象。

我们的气血是怎么伤的呢？

其实脱离不了这三方面。

第一，过度劳累；第二，脾胃虚弱；第三，睡眠不足。

那怎么调养呢？

首先我们得把坏的生活习惯改掉，调整到正常的作息习惯。同时，可以选择一些中药材进行调理，比如，黄芪、三七、党参、人参等。

具体的搭配和用量，大家可以找附近的中医帮忙。

## 怎么吃补气血?

· · · · · · · · · · · · · · ·

气血不足的人需要补益气血,因为气血是互生互化的关系,血足了可以营养气,气足了又可以化生新鲜的血液,所以气血需要双补。

有一个非常著名的方子叫作八珍汤,乾隆皇帝经常服用。

八珍汤里面有四味药可组成四君子汤——茯苓、党参、白术、甘草,用于补气;还有四味药可组成四物汤——白芍、熟地、当归、川芎,用于补血。四物汤和四君子汤加在一块儿就叫作八珍汤,是气血双补的,男女均可服用。

关于吃的方面,比如,大枣就是一个比较好的补血的食材。补气可以用黄芪、党参、陈皮煮水喝,陈皮能帮助我们运化吸收。

此外,晚上睡觉是一个养肝血的过程,大家每天一定要早点睡觉,不要熬夜。上午可以做适当的运动,晚上尽量少动。

# 不花一分钱的天然补血良方——人体自带的"阿胶糕"

中医认为，脾胃为气血生化之源，经常按揉血海穴可以帮助人体补血。血海穴不仅是补血活血的第一穴，还被称为人体自带的"阿胶糕"。

有一个简便的取穴法：伸出手，自然地放在膝盖上，大拇指下落的地方就是血海穴，它属于足太阴脾经。

我们按揉的时候一次 3 ~ 5 分钟，一天 2 ~ 3 次就可以了。

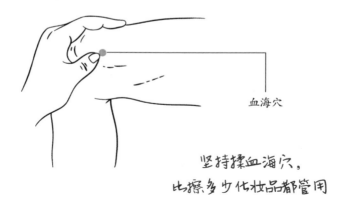

血海穴

坚持揉血海穴，比擦多少化妆品都管用

# 女人体寒、宫寒，
# 你中了几招？

## 女人体寒宫寒往往会有以下症状

　　第一，手脚冰凉，小腹凸起。第二，经期提前或者延后，量少，还经常肚子疼。第三，皮肤蜡黄，脸色暗黄，容易生斑。第四，睡眠不好，失眠多梦。

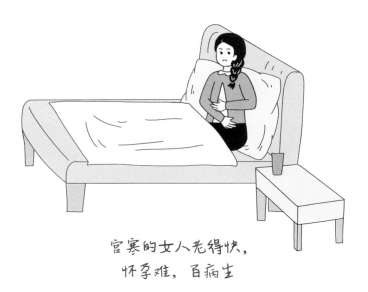

宫寒的女人老得快，
怀孕难，百病生

## 宫寒如何调理？

· · · · · · · · · · · · · ·

1. 避免吃生冷食物是对子宫最大的保护。尤其在夏天，很多人想要吃冷饮、雪糕等各种凉性的东西，这些寒凉生冷的食物进入体内会消耗阳气，导致寒邪内生，侵害子宫。

2. 茶饮。

| 红糖姜茶 | |
|---|---|
| **配方：** | **用法：** |
| 红糖 50 克<br>去皮生姜 4 片 | 温火煮四五分钟。一周喝一次，月经来的时候也可以喝，长期坚持，宫寒症状就会减轻。 |

| 桂枣姜丝枸杞茶 | |
|---|---|
| **配方：** | **用法：** |
| 桂圆 3 克　红糖适量<br>红枣 1 枚　菊花 3 克<br>姜丝 3 克　枸杞 5 克 | 用开水冲泡 5 分钟，每天两杯，服用一周。 |

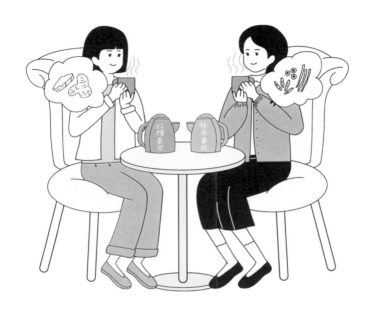

如果你不怕长小肚子、月经痛，
就请多吃冷饮吧

　　也可用黄芪、大枣、当归泡水喝或者煎服，能补气调血，使得气血双盈，有效祛除宫寒。

# 女人一过 40 岁，
# 三种骨科疾病容易找上门

女人一过了 40 岁，三种骨科疾病容易找上门，一定要做好预防才能少受罪。

1. 肩周炎。此病女性患者要多于男性，如果你梳头的时候感觉胳膊抬不起来或者有点疼，有可能是肩周炎。

2. 骨质增生。绝经前后的女性雌激素水平下降，关节软骨逐渐退化，周围出现的代偿性软骨增长，逐渐钙化，容易形成骨刺，非常痛苦。

3. 腰椎间盘突出。办公室女性最容易坐不正、站不直，腰长期后突没有支撑，腰椎间盘弹性降低，结构松弛，容易造成腰椎间盘突出。

出现上述情况可以选取患处周围的穴位进行按压，如果疼痛难忍，不要拖着硬扛，一定要及时到医院就诊。

# 痛经的原因，
# 你都知道哪些呢？

很多女生都有痛经的问题，痛经的原因无非是这四个。

第一个，原发性痛经，也就是没有特定的原因引发的。

第二个，体质比较弱，免疫力比较低。平常身体比较柔弱，这种人更敏感，也容易引发痛经。

第三个，精神过于紧张。月经一来就紧张，情绪会加剧疼痛的反应。

第四个，患有妇科疾病，也就是继发性的痛经。如子宫内膜异位症或者慢性盆腔炎都会引起痛经。

# 这个神奇的止痛穴，
# 大多数人都不知道

有一个瑞士的朋友曾跟我说，"你们中国人真的很幸福，我在国外身体疼痛时，只能够选择吃止痛片，但你们中国有针灸。"

确实，针灸止痛已经获得了国际上的认可。

我给大家介绍一个治疗痛经的特效穴——地机穴。

怎样来找这个穴位呢？

它在我们的小腿内侧面，先找到胫骨内侧缘的一个凹陷处，然后伸出四个手指把食指放在凹陷处，小拇指下缘就是地机穴。地机穴是足太阴脾经的郄穴，它除了可以治疗痛经，还可以治疗腹痛。

建议有痛经的朋友在月经来临前一周开始按揉这个穴位。

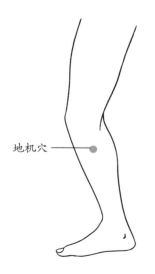

地机穴

## 手脚冰凉是因为什么？
## 教你两个方法轻松缓解

很多女孩子有手脚冰凉的现象，往往穿再多的衣服都不觉得暖和，晚上睡觉的时候通常一整晚脚都是冰凉的。

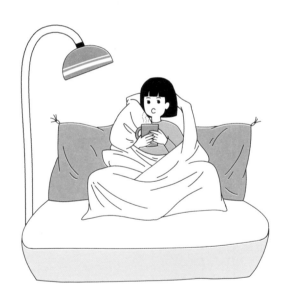

每一个手脚冰凉的女生，
都是上辈子折翼的天使

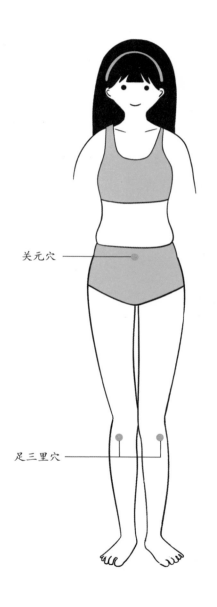

关元穴

足三里穴

这类人通常还伴有面色苍白、月经不调、痛经、便秘等现象。这些情况一般都是阳气不足、肝气郁结导致的。

同样是阳气不足，男士和女士调理的方法是不一样的。女士是以调血为主，男士是以调气为主。

我建议女生平常可以对关元穴、足三里穴进行保健按摩。此外，还可以适当地饮用生姜大枣红糖水来调和气血。

要想气血足，福气好，就要常按关元、足三里

# 建议女性朋友们
# 做的体检项目

为成年女性推荐几个每年必须做的体检项目：

第一个，乳腺彩超。现在乳腺癌发生率非常高，乳腺彩超对身体没有什么伤害，可以早期筛查乳腺癌。

第二个，妇科彩超。妇科彩超可以非常清楚地看到子宫卵巢的情况，比如，子宫肌瘤、卵巢肿瘤都可以做一个早期的筛查。

第三个，甲状腺彩超。女性平常思虑比较多，情绪方面并不太稳定，而甲状腺跟情绪关系很大，很容易出现甲状腺结节等疾病。

第四个，TCT 和 HPV 病毒的检测。可以早期筛查宫颈癌，宫颈癌的发生率也是比较高的。

建议大家 1 ～ 2 年做一次这几个彩超项目，其实价格都差不多，一般是 100 ～ 300 元不等。

# 难言之隐，一搽了之：脚气、毛囊炎、虫咬皮炎、鸡皮肤、手脱皮、单纯疱疹用什么药治？

生活中常见的 6 种皮肤病，你肯定会遇到。

一、脚气用酮糠唑；二、毛囊炎用夫西地酸软膏；三、虫咬皮炎用炉甘石洗剂；四、鸡皮肤用尿素霜；五、手脱皮用尿素霜；六、单纯疱疹用阿昔洛韦凝胶。

# 脸上长斑，
# 别只抹护肤品

## 祛除色斑，按揉血海穴、三阴交穴

很多女性都备受脸上色斑的困扰。色斑的产生主要是由于

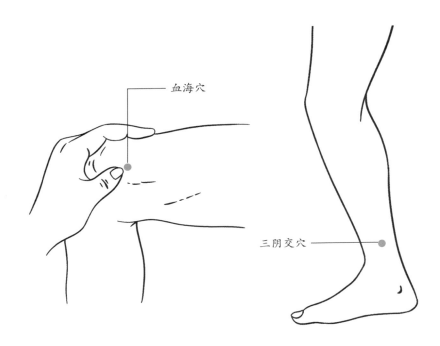

血海穴

三阴交穴

不再当"斑斑"女孩，
从按血海和三阴交穴开始

气虚、血瘀，所以补气活血是关键。我建议大家平常可以多按揉血海穴和三阴交穴。

此外，大家还可以坚持服用一些补气活血的中药，比如，黄芪、山药、桃仁等。这样就能够很好地改善我们脸上的色斑。

## 喝祛斑养颜茶内调，从根上断除黄褐斑

女人脸上的黄褐斑，是由内分泌失调导致的。

市面上的涂抹祛斑产品都不能从根本上解决内分泌的问题，想从根本上祛除黄褐斑，还需要从内部来调理。

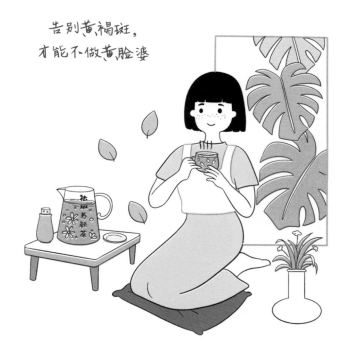

告别黄褐斑，
才能不做黄脸婆

我给大家推荐一个简单的茶方——祛斑养颜茶。

### 祛斑养颜茶

| 配方： | 用法： |
|---|---|
| 玫瑰花 10 克<br>茯苓 5 克<br>益母草 5 克<br>陈皮 5 克 | 将上述药材沸水煮开后代茶饮，长期坚持能从内部解决问题，轻松帮你淡化黄褐斑。 |

## 如何告别易胖体质？

### 不吃主食只吃水果，能瘦吗？

很多女生老想把水果当主食吃，觉得能减肥。但真相是怎样的呢？

第一，瓜果多数是寒凉性，吃多了对脾胃不利，而且还会生湿。第二，水果中的蛋白质、脂肪含量很低，跟主食没法比，吃后一会儿还是觉得饿。第三，很多水果糖分高、热量大，吃完了不光不会减肥，还容易增肥和反弹。

所以说，要想瘦，该吃饭还得吃饭，只是要学会合理进食。

## 喝凉水都胖的人，怎么拥有好身材？

有一种人喝凉水都长胖，这种人往往不是真的胖，而是虚胖。

虚胖的人多数是下半身肥胖或腹型肥胖，同时还伴随气短、乏力、面部过早松弛、法令纹很深的情况。这类人往往是气血不能上荣于面部，导致面部早衰，而痰湿和血瘀都堆积在身体的下半部分，导致虚胖。

虚胖的人，首先要注意调养，要多运动，排汗排湿，加速气血循环。

其次，吃的方面一定要忌寒凉。不要吃太多高脂、高热

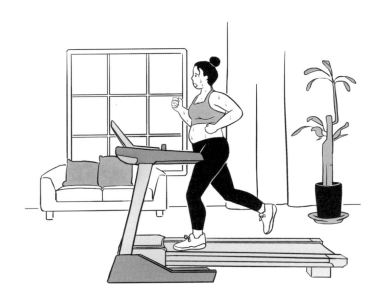

如果人生有捷径，
一定是你流的汗足够多

量、难以消化的东西。

　　最后，也是最重要的，千万不要盲目地去服用一些减肥产品，比如说泻药。盲目吃泻药会让我们的身体越来越虚，就算暂时瘦了，也会反弹得非常厉害。

　　黄芪是补气之王，但光补气还不够，还需要加点动力，也就是陈皮,它能顺降胃气往下走。大家在平时可以喝补气除湿饮,气补足了,人自然就瘦了。

## 补气除湿饮

| 配方: | 用法: |
|---|---|
| 黄芪 10 克<br>陈皮 6 克<br>荷叶 5 克<br>茯苓 10 克 | 将上述药材用开水泡茶饮,闷 15 ~ 20 分钟,这是一天的量。 |

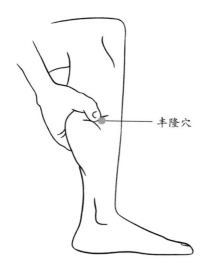

丰隆穴

在穴位保养上,我给大家推荐丰隆穴,大家可以配合茶饮多按揉丰隆穴。

常按丰隆穴,
消脂减肥不反弹

## 饭前轻按鸠尾穴，闲坐家中也能瘦

现代人运动量很少，很多人都担心吃多了会发胖的问题。

我给大家推荐一个穴位，可以轻松地掉秤。这个穴位很好找，大家沿着自己的胸骨往下滑，滑到没有骨头的地方会摸到一个凹陷，这个凹陷就是鸠尾穴。我们只需要每天在饭前点按两分钟就可以了，注意千万不要用太大的力。这个穴位可以很好地抑制我们亢进的食欲，起到很好的减肥效果。

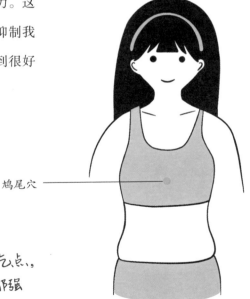

鸠尾穴

每顿少吃点，
比啥都强

## 肚子大、排便不好的人，一定要常按支沟穴

平时排便不顺畅，肚子大的人，可以常按支沟穴。

这个穴位在我们的腕背横纹上 3 寸，非常好找：伸出四个手指，然后把食指放在腕背横纹上面，小拇指的边缘处就是支沟穴。

这个穴位可以清泄三焦，促进大肠的蠕动和脾胃的运化，能起到非常好的排便、减肥效果。

我们可以顺时针按揉 15 ~ 20 次，每天坚持按 3 ~ 5 次。

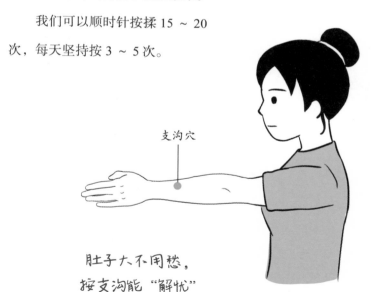

支沟穴

肚子大不用愁，
按支沟能"解忧"

另外，肚子大、脂肪多、血脂高、血压高的朋友，平时可以喝减脂代茶饮。

| 减脂代茶饮 | |
| --- | --- |
| **配方：** | **用法：** |
| 陈皮5克<br>干荷叶3克<br>红曲米6克<br>藏红花5～6根 | 泡水代茶饮，<br>每日两次，坚持一个月。 |

## 快拿尺子量一量，你的腰臀比达标了吗?

人类的审美随着时间的推移会发生变化。但是不管在哪个年代，人们都喜欢腰围比较细、臀围比较丰满的女性。

这是为什么呢? 在医学上有个名词叫作腰臀比，顾名思义就是腰围除以臀围得到的数值。它是一个比体重指数更加重要的指标。一般来讲，女性的腰臀比不能大于0.8（男性的腰臀比不能大于1），如果大于这个数，患内分泌系统疾病的风险就会增加。

所以，这大概是人类的一种本能，与其说我们喜欢的是细腰翘臀，不如说我们喜欢的是一个健康的人。

# 脸上长痘不要挤，
# 教你一招祛痘法

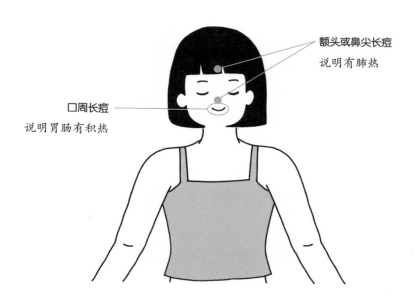

额头或鼻尖长痘
说明有肺热

口周长痘
说明胃肠有积热

同样都是痘痘，长的部位不同，代表身体的状况也不同。
大家可以根据自己的情况，选择不同的花茶来改善。

如果是额头或鼻尖长痘，说明有肺热，可以喝清肺茶。

| 清肺茶 | |
|---|---|
| **配方：** | **用法：** |
| 金银花 6 克<br>野菊花 6 克<br>合欢花 6 克 | 将上述药材开水冲泡代茶饮即可。 |

如果是口周长痘，说明胃肠有积热，可以喝清肠茶。

| 清肠茶 | |
|---|---|
| **配方：** | **用法：** |
| 焦山楂 2 克<br>焦神曲 2 克<br>焦麦芽 2 克 | 将上述药材开水冲泡代茶饮即可。常饮此茶，还可以缓解消化不良症状。 |

# 喝"八珍露"，
# 从内到外好气色

很多女性喜欢化妆，是为了遮盖脸部长的痘痘和斑点。其实，皮肤的状态不够好，内调比外敷的效果更好。

给大家推荐一个老方子，是由八珍膏演变来的，我给它取名叫"八珍露"。

| 八珍露 | |
| --- | --- |
| **配方：** | **用法：** |
| 茯苓 10 克　当归 10 克<br>党参 10 克　熟地 10 克<br>白术 10 克　白芍 10 克<br>甘草 10 克　川芎 10 克 | 将上述药材煮水后饮用即可。 |

喝八珍露，既可以补气，又可以活血化瘀，能够从内到外帮你养出好气色。

# 原来真有让人变白的茶饮

很多人从小就不白，一旦晒黑更是很难白回来。

我教大家一个明代医学家记录的三白茶，可以补益气血、美白润肤，对皮肤粗糙暗淡、祛除黄褐斑有很好的作用。

| 三白茶 | |
|---|---|
| **配方：** | **用法：** |
| 白茯苓 10 克<br>白术 10 克<br>白芍 10 克 | 加水煮开，代茶饮用，<br>每天一杯。 |

**注意：** 脾胃虚弱的人不宜久服。

同时，还可以配合白茯苓、白芍、白芷各 5 克磨成粉末和洗面奶一起洗脸，从内到外进行调理效果更显著。

# 常饮枣圆玫瑰汤，
# 40 岁也面若桃花

女人学会这样吃，到 40 岁也面色红润，光彩照人。

## 枣圆玫瑰汤

| 配方： | 用法： |
| --- | --- |
| 红枣 5 颗<br>桂圆 5 克<br>玫瑰花 3 克<br>老姜红糖 2 块<br>鸡蛋 2 个<br>枸杞适量 | 将红枣、桂圆、玫瑰花、老姜红糖加入 500 毫升的清水，温煮 10 分钟左右，加 2 个鸡蛋，撒点枸杞就可以了。 |

这个汤不仅滋补气血，健脾养胃，还有疏肝解郁的功效。

每周坚持吃一次，让你 40 岁也面若桃花。

注意：容易上火的人不宜久服。

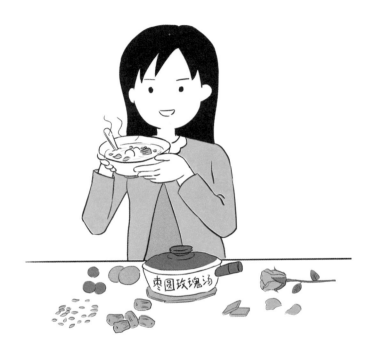

会喝汤的女人，
面色红润万人迷

# 敲胃经的美颜效果
# 比任何面膜都好

　　身体自带一个养颜的开关，敲一敲就能养颜，它就是足阳明胃经。

　　中医认为，胃为水谷之海，可以滋养全身。如果水谷之海有问题，就会出现面部晦暗、皮肤粗糙的现象。

　　这个养颜开关该如何打开呢?

　　教大家一个方法，用双拳敲打小腿外侧，从上到下反复敲打 10 ~ 20 遍，再用手掌来回地推搓至搓热为止，坚持做，保你容光焕发。

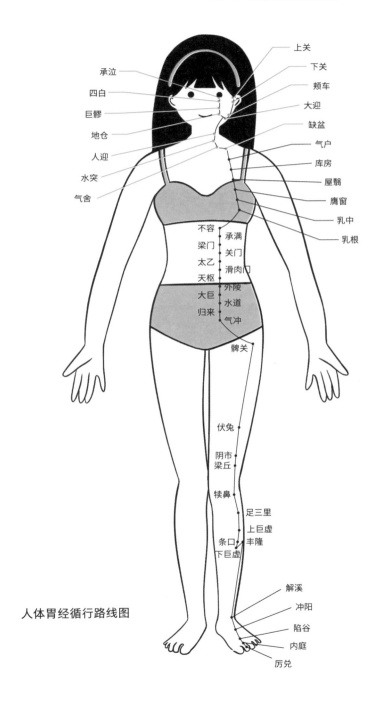

**人体胃经循行路线图**

# 女人过了 20 岁，
# 最好经常泡脚

女人过了 20 岁，最好经常泡脚。用不同的药材泡脚就会有不同的功效，见表 7。

表 7　不同药材泡脚功效表

| 药材 | 功效 |
| --- | --- |
| 艾叶 | 祛寒湿 |
| 红花 | 祛黄祛斑 |
| 茯苓 | 祛痘祛粉刺 |
| 枸杞 | 安神补气助睡眠 |
| 陈皮 | 使皮肤更加光滑 |
| 当归 | 改善黑眼圈和浮肿 |

经常泡脚可以帮你缓解疲劳，
加快新陈代谢，
同时还可调节内分泌激素

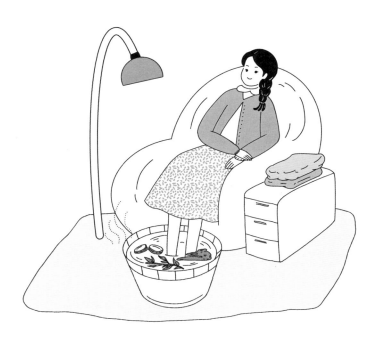

# Part 6

## 五官保健小妙招

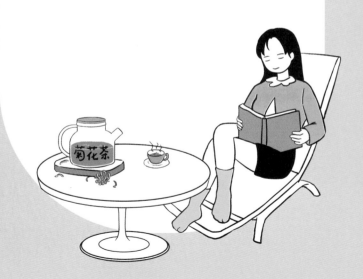

# 常按养老穴，不用买眼药水，
# 随时随地缓解眼部疲劳

现代人经常用眼，造成眼部干涩酸胀不适，甚至会出现眼纹。我给大家推荐几个方法，可以快速缓解这些症状。

1.按揉养老穴。我们的手腕部有一个凸起的骨头，我们按住它，然后把手照图这样横过来，会发现这个凸起变成了一个凹陷，这个凹陷就是养老穴。养老穴有清头明目、活血通络的

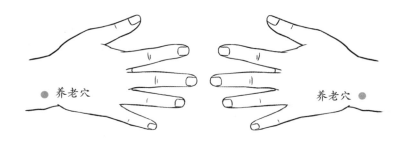

常按养老穴，
让你的眼睛更"年轻"

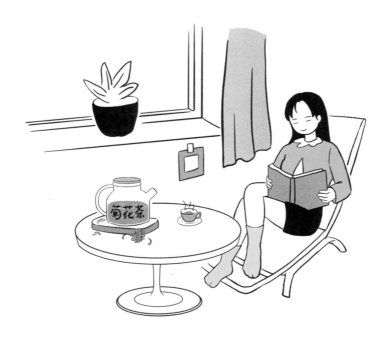

一点事就火冒三丈的人，
可以常饮菊花茶

作用，可以缓解眼部的疲劳，治疗老花眼、近视等。我们每天用手指按揉 20 次，两侧交替进行就可以了。

2.肝火旺、用眼过度的朋友，可以泡点菊花、枸杞喝。枸杞养肝明目，菊花富含维生素 A，两者都有养眼的作用。

3.无论是看书、写作，还是玩手机，都不要长时间连续用眼。适当地进行一些户外运动，转换焦点，让眼睛减负。

# 常见的两个中成药
# 竟然是保护视力的良方

现在，由于学业压力重，很多孩子的视力越来越不好。虽然学业重要，但孩子的身体更重要。

我给大家推荐两味中成药——杞菊地黄丸和石斛夜光丸，适当地吃一些可以滋养肝血，缓解眼部疲劳，起到清肝明目的作用。

但需要注意的是，任何药物都不能长期服用，如果症状不见缓解，就停止服用。

## 快速恢复视力的光明穴，人人都有

每个人的小腿上都有一个快速提高视力，缓解视疲劳的"妙方"，它就是光明穴。

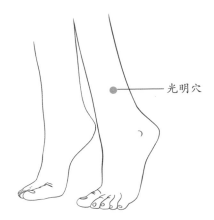

要想心明眼亮，
多按光明穴

光明穴

光明穴属于足少阳胆经，是胆经之络穴，具体位置在小腿的外侧，外踝尖上5寸，腓骨前缘，有舒肝明目、活络消肿的功效。

刺激光明穴可以采用按揉的方式：将食指指腹按压在光明穴上，以穴位为中心旋转按揉左右两侧，早晚各一次，每次按揉1～3分钟即可。

坚持一段时间，配合科学用眼，你会发现眼前一片光明。

# 鼻炎来捣乱，
# 该怎样应对？

当我们感冒、受凉或得了鼻炎、鼻窦炎时，会感觉鼻子不通气。这个时候我们往往会选择用嘴来喘气，造成嘴很干也很难受。我教大家两招可以快速缓解鼻塞的方法：

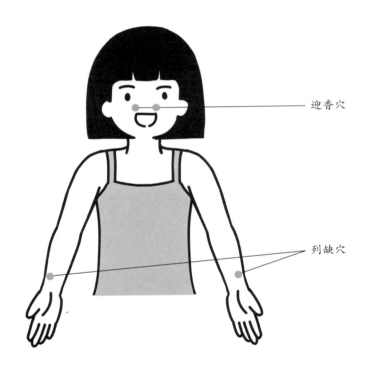

迎香穴

列缺穴

鼻塞、流涕怎么办？
多按迎香、列缺穴就能治

第一招，擦迎香穴。

我们先找到迎香穴，即在鼻翼两边鼻唇沟的地方。擦的时候，用大拇指上下快速地擦，大概一分钟左右就会感觉鼻翼两边明显发热，鼻塞的症状会得到明显的缓解。

第二招，按揉列缺穴。

列缺穴是肺经的络穴，它补益肺气的效果非常明显。

我们可以将两只手的虎口自然地交叉，食指所接触的骨头凹陷处就是列缺穴。

注意：1. 按摩的时候要用大拇指指腹轻轻地按揉，左右手交替按揉，一次3～5分钟。如果你坚持下来，会有明显的宣肺解表、调治鼻炎的效果。

2. 如果按揉后不见缓解，需尽快就医。

# 鼻子总堵塞，
# 怎么通鼻最快？

教大家几个通鼻窍的方法，同时还具有疏风清热、宣肺的作用。

1.捏鼻梁：从上往下捏鼻梁 10 遍。

2.揉鼻部：按揉迎香穴和印堂穴各半分钟。

3.擦鼻翼：食指紧贴鼻翼，上下推擦，速度要快，按摩 120 次以上。

4.冷水浴鼻：早上用凉水冲洗鼻，与鼻黏膜充分接触，注意不要用力过猛。

Part 7

奇穴养生法

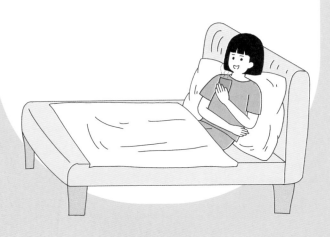

# 常按关元穴，
# 增强人体免疫力

权威专家告诉我们，最好的药物就是免疫力。中医认为，免疫力就是我们的元气。保养元气，首先要减少它的消耗；其次，我们可以常按关元穴。

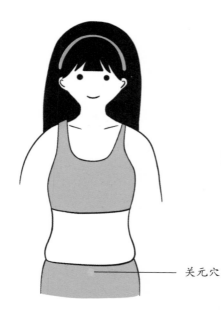

每天按按关元穴，
让你元气满满，
心想事成

————— 关元穴

按摩的时候，先要搓热手掌，然后把手掌放在关元穴进行捣揉，当感觉到小腹有明显温热感的时候就可以了。

一天按揉 2 ～ 3 次，有强身健体、益寿延年的效果。

# 艾叶加酒，
# 专治颈肩腰腿痛

艾叶的用途有很多，今天教大家一个小窍门——艾叶加酒，专治颈肩腰腿痛。

## 艾叶加酒

| 配方： | 用法： |
|---|---|
| 艾叶 60 克<br>生姜 15 克<br>生葱 2 ～ 3 棵<br>烧酒适量 | 将艾叶、生姜、生葱捣烂用布包好，蘸热酒涂擦患处，一般腰腿痛的朋友涂上两三次会有一定的缓解。 |

# 人体自带"舒乐安定片"——
# 神庭穴

介绍一个缓解心烦失眠的穴位，它就在我们发际线正中直上 0.5 寸，叫作神庭穴。这是一个非常神奇的穴位，大家按揉的时候要采用指腹点按的方式，一次 3 ~ 5 分钟。

它有以下三大作用：第一，可以保护心神，治疗心烦失眠，堪称我们人体自带的舒乐安定片；第二，可以提高智力和专注力，同样适合小孩；第三，可以缓解焦虑情绪，让我们的心情保持舒畅。

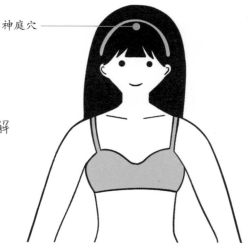

神庭穴

头痛、头晕，
按神庭马上缓解

# 神门穴，专治半夜三更睡不着

如果你最近精神比较紧张，出现了失眠多梦，甚至睡醒也不解乏的现象，那么神门穴可以帮到你。神门穴，顾名思义就是心神之气出入的门户，属于手少阴心经。

我们按揉的时候通常采用点按的方式，睡前按揉约 10 分钟，左右交替进行，可以起到凝心安神的作用，对于心烦失眠有很好的疗效。

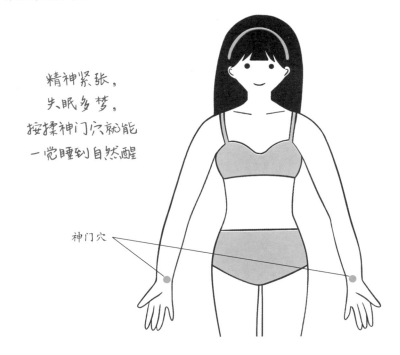

精神紧张，
失眠多梦，
按揉神门穴就能
一觉睡到自然醒

神门穴

# 晚上睡前喝两口温开水，
# 保护肠胃助睡眠

我们都知道早上起床喝一杯温开水是个好习惯，不仅可以改善血液循环，提高新陈代谢，还能防止便秘。那晚上睡觉前到底该不该喝水呢?

答案是也要喝，但需要少量饮用。

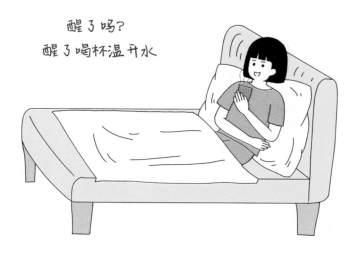

　　睡前喝少量的水可以保护我们的肠胃，还有助于睡眠。但一定要注意是喝少量的水，两口就足够了，并且一定是温开水。

# 老人起夜后喝两口温水，
# 能保护心脑血管

　　很多老年人都有起夜的习惯，值得注意的是，起夜以后最好也喝两口水。这两口水可以说是救命药，因为我们睡觉时血液的流动和心跳是很慢的，这两口水是血液推动剂和血管润滑剂，可以保护我们的心脏和血管。

　　同时，有午睡习惯的朋友，在午睡后也要第一时间补充水分，不仅可以稀释血液，还可以更好地提升下午的精神状态。

# 每天按揉百会穴，就能调治
# 高血压、头晕、头痛……

给大家介绍一个特殊的穴位，它是人体最高的穴位，它在哪？我们两个手指顺着耳尖往头顶所画正中线上，这个地方就是百会穴。

有一句话叫作"百脉交会，百神聚集"，百会穴隶属于督脉，位于人体的最高点，有居上而之下的作用。我们可以用指

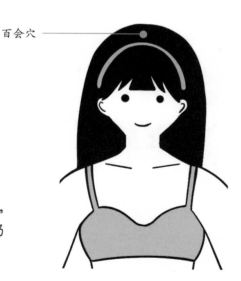

百会穴如果堵了，
身体就要出问题了

腹轻轻地顺时针按揉百会穴，一次 1 ~ 2 分钟，每天坚持揉 3
次，不仅有疏风清热、提高免疫力的效果，还可以治疗高血压、
头晕、头痛、胃下垂、脱肛等内科疾病。

## 经常胸闷气短、心绞痛，每天按揉手心（劳宫穴）就能防治

很多人一生病就喜欢吃药，
却不知道好多良药其实就在我们
身上。

下面给大家介绍一个身体自
带的强心药——劳宫穴。

劳宫穴

常按劳宫穴，
可以缓解胸闷气短、
心绞痛……

　　它就在我们两只手的手掌心，凡是经常胸闷气短、容易心绞痛的人，可以每天按压这个穴位。

　　它是心包经的荥穴，经常按揉可以缓解胸闷气短，对防治冠心病也有很好的效果。

## 心脏不好的人一定要常按心脏的"保护神"——内关穴

　　心脏不好的人一定要记住这个穴位，它被称为心脏的"保护神"。

　　如果你有心律紊乱、胸闷、心慌的情况，可以配合按揉内关穴，它在腕横纹上两寸，也就是我们三指宽的地方。

　　按揉的时候用大拇指掐按，用点力，一般只要掐几分钟，心率就会慢慢平稳了。如果仍有不适，一定要尽快到医院救治。

　　日常生活中，我们也可以通过点按内关穴的方式来进行保养，它不仅可以强心、调节心律，对于凝心安神、理气止痛也有很好的疗效。

　　注意：心脏病发作时比较危急，要第一时间就医。按压此穴只是起辅助作用。

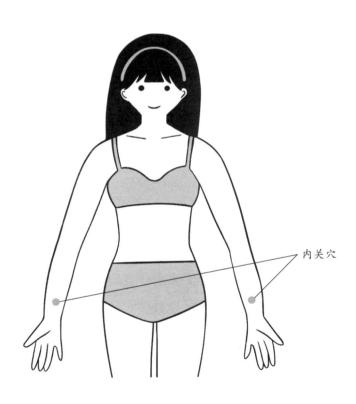

内关穴

常按内关穴，心安、身安

# 糖尿病患者口干、口苦、心烦失眠，按然谷穴就能缓解

给大家介绍一个滋阴养肾，缓解糖尿病患者口干、口苦、心烦失眠的穴位——然谷穴。

然谷穴在内踝尖舟骨粗隆下方的赤白肉际处，它是足少阴肾经的荥穴。按摩然谷穴可以升清降浊，缓解糖尿病患者口干、口苦、心烦失眠的症状。一天按摩 3 次，一次坚持 3 ~ 5 分钟就可以了。

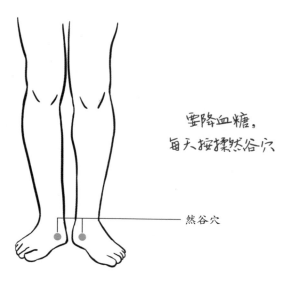

要降血糖，
每天按揉然谷穴

—— 然谷穴

# 气血双补第一方"八珍汤"，你知道该怎么用吗？

气血两虚的人往往全身乏力，整个人都很疲惫，记忆力衰退，睡眠不好，这个时候就需要气血双补了。

下面教大家一个中医气血双补首选的代表方——八珍汤。

## 八珍汤

**配方：**

| | |
|---|---|
| 人参 30 克 | 白芍 30 克 |
| 白术 30 克 | 熟地 30 克 |
| 白茯苓 30 克 | 甘草（炙）30 克 |
| 当归 30 克 | 生姜 3 片 |
| 川芎 30 克 | 大枣 5 枚 |

**用法：**

将上述药材加水煎服即可。

**注意：** 任何药物都不能长期服用，如果症状不见缓解，就停止服用。

方中人参与熟地相配，益气养血，共为君药；白术、白茯苓健脾渗湿，助人参益气补脾；当归、白芍养血和营，助熟地滋养心肝，均为臣药；川芎为佐，活血行气，使熟地、当归、白芍补而不滞；炙甘草为使，益气和中，调和诸药。

全方八药，实为四君子汤和四物汤的复方。用法中加入姜、枣为引，调和脾胃，以资生化气血。

# 身体虚弱气不足，
# 按揉太渊来补足

如果你平时肺气虚弱（如气短，容易咳嗽，稍微运动一下就气喘吁吁，气色发白），有一个补肺的穴位保健法可以补益肺气。

我们的手太阴肺经左右各有 11 个穴位，它们各有所用，但是能够打开肺气之门，补益肺气的只有太渊穴。太渊穴在我们腕横纹的桡动脉搏动处，此处也是中医号脉的地方。号脉为什么要选择桡动脉呢？

　　全身有很多动脉，但是中医仅仅选择桡动脉号脉，因为肺朝百脉，而太渊穴又是肺经的原穴，可见太渊穴是非常重要的。按揉太渊穴的时候，用指腹按压在上面，采用顺时针的揉法，因为顺时针是补法。一次按揉 3 ～ 5 分钟，可以起到很好的调和气血、补益肺气的作用。

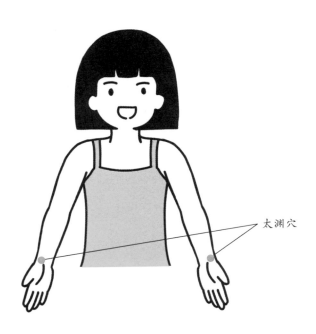

太渊穴

气虚的人要及时补气，
否则容易疾病缠身

# 宅在家中不锻炼，做两个小动作，可以远离慢性病

很多人每天宅在家里也不怎么锻炼，长此以往身体会有健康隐患，如出现失眠多梦、头晕头痛、中风等症状。

大家在平时可以常用刮眉法和梳头法来保养身体。

1.刮眉法：伸出食指，弯曲，然后用指侧从眉头刮到眉尾，一次做四个八拍。眉头有攒竹穴，眉尾有丝竹空穴。

2.梳头法：将四个手指呈爪形，然后从前额一直梳到后脑勺，一次做四个八拍。

每天坚持，可以有效改善我们脑部的血液循环，防止出现失眠多梦、头晕头痛、中风等症状。

最简单的头疗，
不花一分钱，学到就是赚到

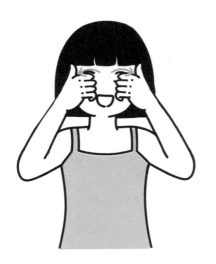

刮眉法

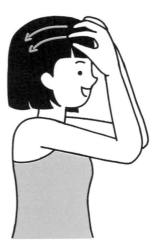

梳头法

# 一分钟教你辨别风寒、风热感冒

很多人感冒都不知道自己是受寒还是受热，学会下面这个方法，能轻松观病，见表 8。

**表 8　辨风寒、风热感冒七观法**

| 观法 | 风寒、风热的区别 |
|------|------------------|
| 观季节 | 风寒感冒多发于秋冬季；风热感冒多发于春夏季 |
| 观鼻涕 | 风寒感冒流的是清涕；风热感冒流的是黄涕 |
| 观舌苔 | 风寒感冒舌苔厚白；风热感冒舌苔黄腻 |
| 观咳嗽 | 风寒感冒咳嗽不重，干咳且发痒；风热感冒咳嗽重，声音响亮且略显沉闷 |
| 观喉咙 | 风寒感冒一般喉咙不红肿；风热感冒一般喉咙会红肿，伴有扁桃体肿大 |
| 观排汗 | 风寒感冒不易出汗；风热感冒易出汗 |
| 观发烧 | 风寒感冒发热轻，恶寒重；风热感冒发热重，恶寒轻 |

平时自己和家人感冒了可以对照一下，就知道自己是什么感冒了，非常有用。

# 消除、缓解感冒症状的小妙招

## 消除感冒症状的小妙招一：按揉鱼际穴

很多人感冒后会有咳嗽痰多的现象。我们每个人手上都有鱼际穴，在手掌侧，第一掌骨的中点，赤白肉际的地方。按摩鱼际穴有清肺化痰、排除肺部浊气的作用。

按摩的时候，用大拇指轻轻地按揉，一次 3～5 分钟，两只手交替进行，一天按摩 1～2 次就可以了。

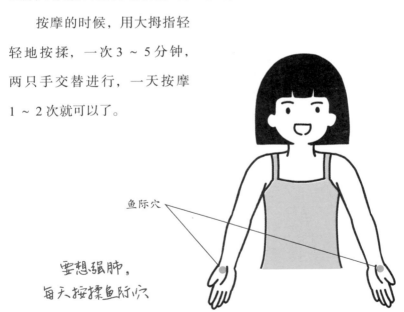

鱼际穴

要想强肺，
每天按揉鱼际穴

## 消除感冒症状的小妙招二：按揉风池穴

我们感冒后，不管风寒风热感冒，均可按揉风池穴。我们的颈后有两根大筋，大筋外侧缘平行于耳垂的地方就是风池穴。

风池穴属于足少阳胆经，有疏风解表、通鼻逆窍的作用，是治疗感冒的重要穴位。一天按揉 2 次，一次 5 ~ 10 分钟就可以了。

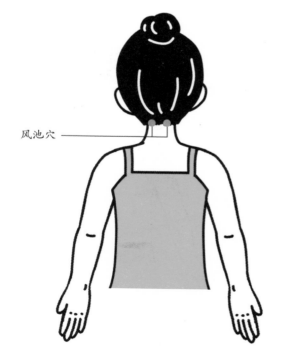

风池穴

如果按揉风池穴
酸胀感明显，
说明极易感冒，
平时就要勤按摩，
加大按摩力度

## 消除感冒症状的小妙招三：按揉外关穴

外关穴有疏风散热、补阳益气的效果，也是我们治疗感冒的常用穴位之一。

它通于阳维脉，我们先找到腕背横纹，伸出三个手指，然后将无名指放在腕背横纹上，食指边缘就是外关穴。一天按揉3次，一次3～5分钟就可以了。

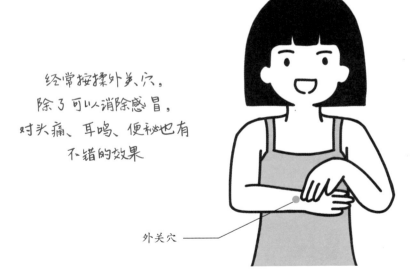

经常按揉外关穴，
除了可以消除感冒，
对头痛、耳鸣、便秘也有
不错的效果

外关穴 —————

## 不花一分钱的退热"药"——合谷穴

我们难免有感冒发热的情况，下面教大家一个缓解感冒症状的小窍门——按揉我们手上自带的退热穴。

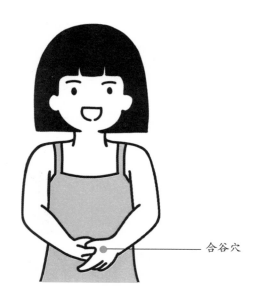

合谷穴

常按合谷穴，
退热强肺，增强人体免疫力

它在哪呢？就在我们的虎口处，叫合谷穴。之前也给大家讲过，面口合谷收，它是大肠经的原穴，可以清热解表，镇静止痛。

我们按揉的时候，可以用另一只手的拇指第一关节横纹正对虎口边，然后屈曲按下，指间所指处即是合谷穴。每次按压100下，每天按摩3次，按压到有酸麻感即可。平日里合谷穴也可以用作头面部的止痛；常按揉还可以预防感冒，增强身体的抵抗力。

注意：此穴只是一个辅助疗法，如果感冒症状严重，需尽快到医院就诊。

## 清热解表，按曲池穴效果很好

曲池穴是一个比较神奇的穴位，就像一个水池一样，但它蓄的可不是水，而是满满的阳气。所以，一旦受寒或状态不佳时，可以按按曲池穴。

按揉曲池穴的时候，一天 3 次，一次 3 ~ 5 分钟就可以了。

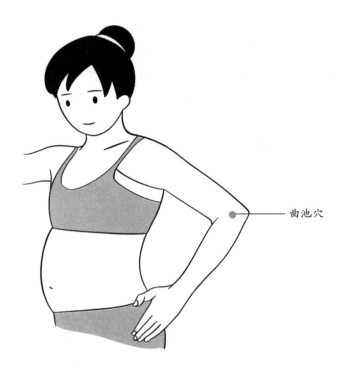

曲池穴

曲池穴里蓄满了阳气，
觉得自己蔫了就按按，
给自己加点气

# 咳嗽不一定需要吃药，
# 按孔最穴和少商穴快速缓解

　　如果你嗓子干痒，反复咳嗽，我给你介绍一个不吃药的方法——按揉孔最穴。

　　孔最穴能够调治关于孔的疾病，比如说毛孔、鼻孔、咽喉等。每天按揉孔最穴 3 ～ 5 分钟，止咳的效果非常明显。另外一个快速止咳的穴位是少商穴。它是手太阴肺经的井穴，所谓井穴就是水源头的地方——肺经经气出来的地方，它最大的特点就是可以清喉利咽，快速止咳。

没有止不住的咳，
按孔最和少商就行

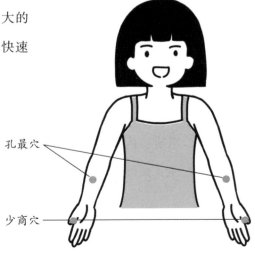

孔最穴

少商穴

我们按压时，采用大拇指盖点按的方式，一次 30 下，左右交替进行。按少商穴可以快速止咳，但是止咳的时间比较短。如果还伴有其他症状，比如说发热，建议大家尽早去医院治疗。

# 咽喉肿痛不要怕，
# 手上的阳溪穴就能治

当我们咽喉肿痛的时候，手上有一味"药"就能治——阳溪穴。

伸出手，跷起大拇指，手腕的地方会出现一个凹陷处，按压下去会有明显的胀痛感觉，这里就是阳溪穴，属于手阳明大肠经的穴位，有清喉利咽的效果。按揉的时候一次 3 ~ 5 分钟，左右交替进行就可以了。

注意：如果按揉后不见缓解，需尽快就医。

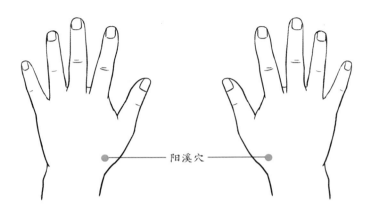

常按阳溪穴，
每天都像刚充了电一样

# 吃饱饭就躺下，
# 竟然有三大坏处

一吃饱饭就躺着，有三个危害你一定不知道。

古人言："饱食即卧，乃生百病。"意思是吃饱饭就躺下，疾病很容易找上门来。为什么会如此呢?

第一,食物停聚,没有消化,容易积而瘀滞,导致脾胃受伤。第二,胃肠蠕动减慢,导致腹痛、腹胀、便秘等现象。第三,容易堆积脂肪,影响血压,增大患心脑血管疾病的概率。

科学的做法是饭后保持静坐、站立或者慢走半小时左右,待食物消化一段时间后再躺下。

## 按揉合谷穴,
## 很快帮你解酒

少量饮点酒,对身体有一定的好处,因为酒本身就是一个药引子,它可以帮助我们活血。但是如果长期、大量饮酒的话,血压、尿酸容易升高,而且对肝脏也特别不好。

实在没有办法的时候,有一个穴位——合谷穴,可以帮助大家缓解酒精带来的危害。合谷穴是行气活血的穴位,它可以帮助身体代谢,加快酒精的分解。

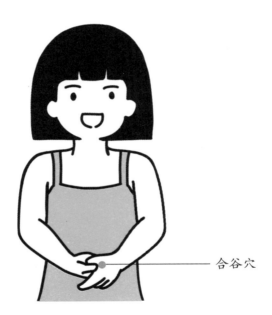

合谷穴

酒逢知己千杯少，
常按合谷喝不倒

Part 8

人的很多病
是被气出来的

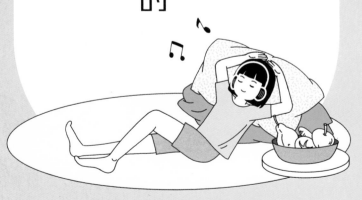

## 爱生气竟是一种病？这个神奇的快乐药丸，帮你排解忧郁

中医有一个很神奇的药丸，能让人感到快乐，它就是逍遥丸。逍遥丸能疏肝健脾，神奇的是它还能调理情绪。特别是平时爱生气的女性，用它来疏肝理气、养血调经，效果很好。男性在工作生活压力大的时候，也可以用逍遥丸来调理情绪。

## 人身上有个免费的"出气筒"，爱生气的你一定要知道

我们身上有免费的解气药，你知道在哪里吗？如果你经常与人吵架，爱发脾气，一定要记住这个穴位，它可是人体的"出气筒"。

　　这个穴位就是太冲穴，它在大脚趾缝上移 4 厘米处，每次用大拇指指腹按揉 3 分钟左右，反复 2 ~ 3 次，以产生酸胀感为宜。经常按太冲穴可以把人体郁结的气最大限度地排出去，对高血压患者也有很好的效果，赶快试试吧。

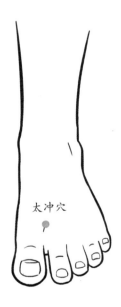

没处撒气时，就按按太冲穴

# 不要多管闲事，
# 不然嗓子容易"上火"

很多人有咽喉方面的疾患，嗓子干痒红肿，有异物感，吐不出来也咽不下去。一般人会觉得是嗓子上火了，其实往往不是。人类的咽喉存在着巨大的压力，所以有个词叫作"咽喉要道"。

首先，人们的理性与本能的这种冲突，它表现在咽喉上面。其次，我们对人生的一切疑虑和不自信也表现在咽喉处。咽喉的疾患更多是由情绪和精神因素引起的，所以大家一定要注意调节自己的情绪。

# 平时易生气，总上火，
# 可能是心火大

有些朋友脾气比较大，常常因为生活中的一点小事就暴跳如雷，这种情况可能是心火大。那么心火大还有什么症状？口干咽干、口腔溃疡、舌头溃疡。

　　针对这个情况，我给大家介绍一个穴位。大家现在伸出手，在手指的第四指和第五指掌骨之间，我们握拳的时候，小拇指指尖所指的这个地方就是少府穴。它是手少阴心经的荥穴，可以有效地清心降火，堪称我们人体自带的清心丸。

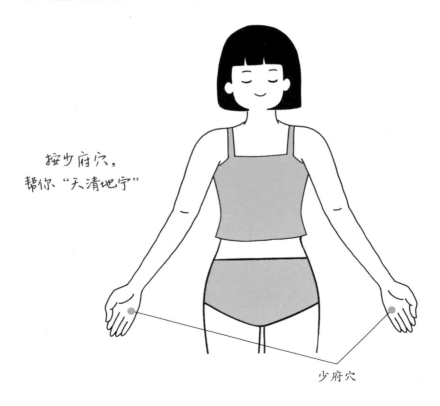

按少府穴，
帮你"天清地宁"

少府穴

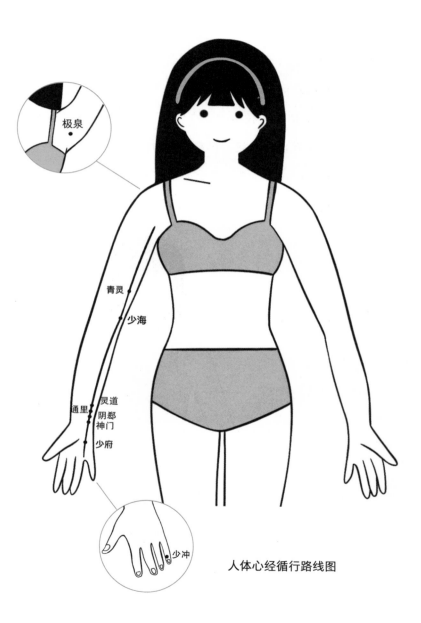

极泉

青灵
少海

灵道
通里
阴郄
神门
少府

少冲

人体心经循行路线图

我们按揉的时候采取点按的方式，一次按揉 3 ~ 5 分钟左右，交替进行就可以了。

# 真正的养生
## 不是吃吃喝喝，是养神

很多疾病都是积劳成疾，而身体想要保持一个健康的状态，必须气血充足。

怎样来集精养气?

真正的养生不是吃吃喝喝，真正的养生靠的是养神，也就是养我们的人生格局，养我们的性情。

现在有很多人极端地要强，极端地精致，对自己的生活要求太高了，导致精神紧张。

其实我们更多的是需要放松心态，顺其自然，这样才是顺应自然的养生。

# 总爱胡思乱想，
# 原来是身体出问题了

有很多人平常思虑就比较重，比较喜欢想问题，甚至晚上睡觉会多梦，晚上一旦爱做梦，就会耗伤心血，造成气血更加的不足。这就是典型的脾胃特别弱的一种表现。

当一个人气血足的时候，反而不容易做梦。气血越弱，越容易失眠多梦；月经量可能也不太多，因为血虚之后它没有办法让月经来得非常准时，也没有办法让这个量来得很好。

而且气血弱了之后，表现在手脚上，会手脚冰凉；表现在面部上，面部气色会差一点，面色萎黄、暗淡、没有光泽，这个光泽一定要靠气来维持，颜色的红润要靠血来维持。所以说气血好的人，她面色是有光泽而且红润的。

# Part 9

## 生活小妙招

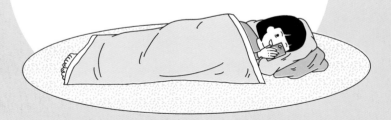

# 蚊虫咬了你怎么办？

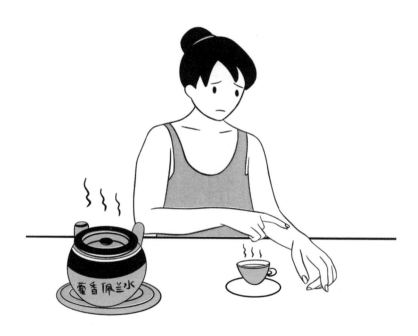

有藿香、佩兰水，
夏秋再也不怕痒

夏天被蚊子咬了会起包，奇痒难忍，我们总是忍不住用手去挠。

我教给大家一个预防和止痒的小妙招：

准备藿香、佩兰各 10 克，煮水晾凉，涂抹在我们皮肤的表面。这种方法最大的优点就是安全、天然、不刺激，大人小孩都可以用。预防蚊虫叮咬，温和又有效。

被蚊虫叮咬后，如果想要止痒，我们可以将家里蒸馒头用的食用碱加水调到小盘里，涂抹在叮咬的部位，很快就不痒了。

# 红霉素软膏与红霉素眼膏有什么区别？

红霉素软膏和红霉素眼膏，它们都含有红霉素的成分。但是红霉素软膏里放了一些渗透剂，所以它非常容易被皮肤吸收。而红霉素眼膏的制作工艺更为复杂一些，它的菌落数相对比较少，所以只适用于眼部。

像皮肤感染，我们就用红霉素软膏；如果是眼睛问题，就一定要选红霉素眼膏。

# 养生就藏在
# 我们生活的细节里

与其说养生是一种行为，倒不如说它是一种习惯和细节，比如说我们早上醒来之后，可以先小躺一会儿，伸伸懒腰，活动一下四肢，再揉一揉身体的各个部位。

其实，这对我们的身体是一个保护，是一个养生的小方法。

此外，起床喝杯白开水（可以促进排便）、吃早饭、进行一些早起的户外活动——这些养生方式，都藏在我们生活的细节里。

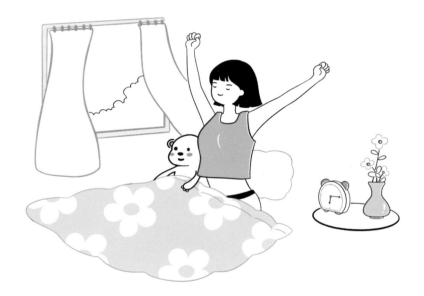

会伸懒腰的人，
起床不用愁

# 睡觉特别有讲究

古人有三种觉不能睡，第一种是闷头睡。把头闷在被子里不行，因为我们会呼出二氧化碳，这样睡非常影响呼吸，而且很危险。

第二种是睡懒觉，晚睡晚起。中医认为这不是一个顺应自然的表现，长期下去，会让我们身体的机能变虚弱。

第三种是颠倒觉。晚上睡不着，白天就睡一觉，觉得这样能补回来，其实根本就补不回来。而且，总这样的话，非常伤肝，久而久之，毛病就来了。

听说只有晚上不睡，
早上不起才算年轻？？

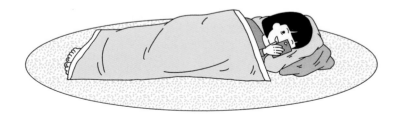

## 揉腹真的管用吗？

　　唐代著名医家孙思邈，在《枕上记》中记载，"食饱行百步，常以手摩腹"。里面提到的揉腹，就是一个很好的养生方式。

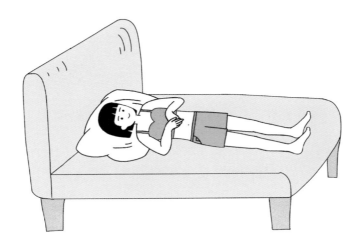

肚子软如棉，
百病都不缠

中医认为"背为阳，腹为阴"，所以腹部易受寒侵袭，通过揉腹就可以有所改善，对促进肠胃蠕动、缓解便秘、舒缓情绪都有很好的效果。

揉腹的时候，心情放松，以肚脐为中心，顺时针按揉就行。

# 有这个穴位，
# 再也不怕晕车

一坐车就晕，又忘了带晕车药，怎么办呢？

有一个晕车救星穴——关冲穴。

关冲穴有泻热开窍、活血通络的作用，也是临床上常用的急救穴之一，对很多面部疾病具有一定的防治效果，比如，头痛、头晕等。所以当晕车的时候，它就派上用场了。掐关冲穴可以通气机，醒神开窍，缓解晕车症状。

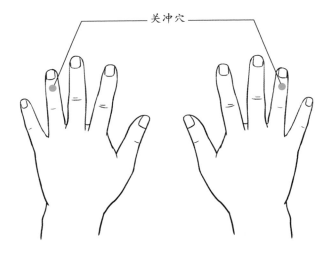

关冲穴

有关冲穴，
再也不怕晕车

# 心火大，口腔溃疡嘴长泡，
# 要按行间穴祛火

我们脚上有一个行间穴，它就在大脚趾和二脚趾的趾缝上，它是一个火穴。

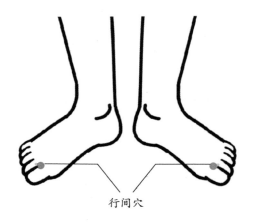

行间穴

肝火旺，
牙痛、口腔溃疡、舌尖长泡……，
按行间穴就能消火

如果肝火太旺了，就泻其心火。行间穴就是一个泻心火的穴位，像牙痛、口腔溃疡、鼻出血，尤其是舌尖长泡，都是心火亢盛的表现。

这时候刺激行间穴，就可以起到消心火的作用，能有效缓解口腔溃疡等症状。

# "七分饥"的时候
# 开始吃饭

中医传统养生提倡"七分饥"的时候开始吃饭，既不主张饿极了才吃，也不主张不饿的时候就开始进食，而吃的时候只吃"七分饱"。孙思邈在《千金要方》中说："饮食过多，则结积聚；渴饮过量则成痰。"元代《饮膳正要·养生避忌》中说："善养生者，先饥而食，食勿令饱；先渴而饮，饮勿令过。"

专家经过大量研究证实，每餐吃七分饱完全可以保证营养成分的摄入，如果每天每餐都能够坚持吃七分饱的话，不仅能保持头脑清醒，还能起到控制体重减肥的效果。

日常的饮食习惯非常重要，以下两个习惯如长期坚持，对我们的身体会大有益处。

1. 规律饮食。吃饭时间和食物品种尽量规律，不吃杂食，少吃新奇的东西。

2. 细嚼慢咽。吃饭速度过快会导致胰岛素分泌异常，产生胰岛素抵抗的现象，进而诱发血糖升高、肥胖等问题，而且会造成消化能力下降、消化不良的症状，所以吃饭要尽量细嚼慢咽。

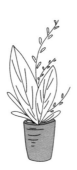